POCHES ODILE JACOB

BIEN MAIGRIR EN BONNE SANTÉ AVEC LA MÉTHODE 2-4-7

DU MÊME AUTEUR
CHEZ ODILE JACOB

101 conseils pour bien maigrir, 2011.
Bon, sain et pas cher, avec Audrey Aveaux, 2010.
La Vérité sur les compléments alimentaires, avec le Pr Luc Cynober, 2010.
Maigrir vite et bien, nouvelle édition, 2010.
Bien cuisiner les saveurs du monde, avec Anne Deville, 2009.
Les Meilleurs Régimes du monde, avec Dominique Laty, 2008.
Simple comme maigrir, 2008.
Cuisiner vite et bon. La bonne cuisine minceur, avec Anne Deville, 2007.
Le Régime liberté, 2007.
Desserts en fête, avec Philippe Conticini, 2007.
Manger pour bien maigrir, 2005.
Être mince, en bonne santé et bien dans sa peau, 2004.
Le Nouveau Guide du bien maigrir, nouvelle édition, 2002.
Bien manger pour être au top. Cœur, cerveau, beauté, 2002.
Le Régime sur mesure, 2001.
Maigrir en grande forme, 1999.
Le Guide de l'alimentation de l'enfant. De la conception à l'adolescence, avec Anne-Marie Dartois et Marielle du Fraysseix, 1998.
La Cuisine du bien maigrir. De la forme et de la santé, 1998.
Le Grand Livre de la forme, avec Dominique Laty, 1997.

Dr Jacques Fricker

BIEN MAIGRIR EN BONNE SANTÉ AVEC LA MÉTHODE 2-4-7

avec le concours d'Anne Deville-Cavellin pour les recettes

Odile Jacob
poches

15, RUE SOUFFLOT, 75005 PARIS

www.odilejacob.fr

ISBN : 978-2-7381-3404-2
ISSN : 1621-0654

Sommaire

TROISIÈME PARTIE

Boire et manger, cuisiner, sortir : ligne et santé au quotidien

Introduction

Vous voulez maigrir, mais vous voulez surtout *bien* maigrir. Bien maigrir, c'est maigrir en conservant la forme et la santé, en goûtant aux plaisirs de la table, en partageant ses repas avec ses proches. Bien maigrir, c'est obtenir rapidement un résultat visible sur la balance ; c'est également perdre durablement ses kilos, sans les reprendre. Bien maigrir, c'est adapter les recommandations à son propre cas, car nous n'avons pas tous les mêmes besoins, ni les mêmes goûts ou le même mode de vie. Vous aider à bien maigrir, tel est l'objectif de la méthode 2-4-7.

La méthode 2-4-7, ce sont trois chiffres, 2, 4 et 7.

- 2, pour deux repas équilibrés et copieux, le déjeuner et le dîner.
- 4, pour quatre collations, à répartir à votre convenance sur la journée.
- 7, pour les sept jours de la semaine : vous y choisirez vous-même les meilleurs moments pour profiter d'aliments comme le chocolat, les pâtes ou le vin. Vous n'aurez pas à vous priver des aliments qui vous tiennent à cœur.

La méthode 2-4-7, c'est une méthode à la fois scientifique et pragmatique.

• Scientifique, car basée sur les résultats de la recherche, pour protéger votre santé, vous donner du tonus et favoriser la stabilisation de votre poids après avoir maigri.

• Pragmatique, car basée également sur mon expérience de médecin nutritionniste à l'écoute de mes patients ; pragmatique, afin de vous donner les clés d'une adaptation de la méthode à vos goûts et à vos habitudes. Le dialogue avec mes patients m'a en effet appris l'importance de personnaliser les conseils pour réussir à maigrir durablement.

La méthode 2-4-7, c'est maigrir tout en profitant des bons moments autour de la table.

• Partager les repas de tous les jours avec vos proches, chez vous comme sur votre lieu de travail.

• Vous restaurer entre les repas, avec des collations que vous adapterez à votre appétit et à votre mode de vie.

• Manger des aliments naturels, sans avoir besoin de produits allégés ni d'édulcorants.

• Varier les saveurs pour éviter lassitude et monotonie.

• Profiter de bons moments le week-end entre amis ou en famille.

La méthode 2-4-7, c'est une progression.

• Une première étape pour perdre rapidement vos premiers kilos, afin d'asseoir votre motivation.

• Une seconde étape plus gourmande, apte à satisfaire la plupart des envies.

• Une phase de stabilisation, pour acquérir les habitudes qui vous permettront de ne pas reprendre les kilos perdus.

La méthode 2-4-7 vous donne un cadre ; elle vous invite aussi à la souplesse.

• Un cadre qui vous guidera à chaque étape, d'une manière claire et précise.

• La souplesse, car la méthode s'adapte à votre situation, et à l'évolution de vos envies : semaine après semaine, vous choisirez le tempo de votre amaigrissement et la composition de vos repas.

La méthode 2-4-7, ce sont de nombreux atouts.

• La clarté, avec des principes faciles à comprendre, à retenir, à appliquer.

• L'efficacité, pour perdre vos kilos à votre rythme et durablement.

• La santé, car elle vous fournit l'ensemble des aliments nécessaires pour garder la santé, et retrouver le tonus.

2-4-7, c'est une méthode, c'est aussi un livre à votre service. Le livre se déroule en trois parties et onze chapitres.

• Les trois premiers chapitres décrivent les principes et la pratique de la méthode, avec l'étape 1.

• Le chapitre 4 présente l'étape 2, avec des bonus ajoutés pour adapter vos menus à vos principales envies.

• Le chapitre 5 explique pourquoi la souplesse est indispensable à qui veut maigrir durablement. Vous apprendrez comment personnaliser *votre* programme et adapter mes conseils à *votre cas propre.*

• Le chapitre 6 vous donne les clés d'une stabilisation réussie.

• Le chapitre 7 vous aide à choisir les boissons, aussi importantes que les aliments pour maigrir.

• Avec le chapitre 8, vous apprendrez à différencier vos « vrais alliés » des « faux amis », aliments ou attitudes à la mode…

• Les deux chapitres suivants vous montrent comment vous débrouiller dans les circonstances où vous n'êtes pas chez vous, que ce soit au restaurant, chez des amis ou sur votre lieu de travail.

• Le chapitre 11 ravira ceux qui souhaitent maigrir puis rester minces, mais également continuer à manger avec plaisir. Vous découvrirez les astuces d'une cuisine saine, simple et savoureuse, pour vous-même et pour vos proches.

Puisse cette méthode, chère Lectrice, cher Lecteur, vous aider à perdre sereinement et durablement vos kilos. Puisse-t-elle aussi vous procurer autant de plaisir à la lire que j'en ai eu à la concevoir et à l'écrire.

PREMIÈRE PARTIE

Étape 1
je maigris vite

Notre organisme a un rythme biologique de 24 heures, ses besoins en eau, vitamines et protéines sont quotidiens. On parle de rythme circadien. En vous proposant, jour après jour, 2 repas et 4 collations, la méthode 2-4-7 assure d'une manière optimale l'équilibre nutritionnel de votre corps. Vous disposerez régulièrement des principaux éléments nutritifs sources de tonus et de santé.

Notre mode de vie, lui, varie dans la semaine d'un jour à l'autre ; c'est sur 7 jours que nous organisons la succession des repas et répartissons les plaisirs de la table. Pour des raisons sociales, religieuses ou familiales, nous ne mangeons pas chaque jour la même chose, loin de là. Le déjeuner du lundi ne ressemble pas à celui du samedi ou du dimanche, ni le dîner du mercredi à celui du vendredi ou du samedi. Avec ses « extras » hebdomadaires, la méthode 2-4-7 vous permet d'organiser vos repas dans la semaine de manière à satisfaire au mieux vos papilles et vos habitudes de vie.

La première étape de la méthode 2-4-7, c'est :

- 2, pour 2 repas, déjeuner et dîner ;
- 4, pour 4 collations quotidiennes ;
- 7, pour 7 jours dans une semaine ; chaque semaine, vous répartirez à votre guise 3 « extras » (féculents, chocolat et vin).

CHAPITRE PREMIER

Méthode 2-4-7 : 2 repas par jour

Déjeuner et dîner sont les deux repas incontournables de vos journées. Chacun comportera :

- de la viande, de la volaille ou du poisson, pour le fer, le zinc, la vitamine B12 et surtout les protéines ;
- des légumes, pour les fibres, les vitamines et les minéraux ;
- de l'huile, du beurre ou de la crème, pour votre santé et votre plaisir.

À partir de ces trois familles d'aliments, le plat principal du déjeuner et du dîner prendra la forme, selon votre choix, d'un plat chaud ou d'une salade composée. Vous éviterez le pain ainsi que les féculents (sauf à 4 repas par semaine, voir p. 62). Lorsque vous en aurez envie, vous ferez précéder ce plat d'une entrée, de crudités, d'un potage, ou de fruits de mer. Durant cette phase initiale, je vous conseille de ne prendre, sauf dans certains cas (voir p. 41 et 72), ni fromage, ni yaourt, ni dessert, ni fruit : vous réserverez ces aliments pour des collations. Nous allons voir tout cela en détail dans les pages qui suivent.

Protéines, légumes, huile : tiercé gagnant

Au déjeuner comme au dîner, protéines, légumes et huile constituent le bon trio pour conjuguer perte de poids rapide, repas agréables et santé.

Indispensables protéines

Présentes dans chacune de nos cellules, les protéines jouent un double rôle essentiel au bon fonctionnement de notre organisme. D'une part, elles déterminent l'architecture et les particularités de chacun de nos organes et de nos muscles. D'autre part, elles gouvernent le bon fonctionnement et le développement de l'organisme (elles constituent la base des hormones, des enzymes, des anticorps, etc.).

Chaque jour, une partie des protéines de notre corps sont détruites car vieillies et moins performantes ; pour les remplacer, il nous est indispensable de consommer quotidiennement des aliments riches en protéines. En leur absence, les muscles fondent, et les organes s'épuisent. C'est le cerveau et surtout le cœur qui « trinquent » les premiers, avec des risques pour la santé à court comme à long terme ; c'est le cas des régimes pauvres en protéines (comme certains régimes végétaliens) ou, pire, comme le jeûne total.

Les aliments riches en protéines sont donc indispensables pour que le corps reste en bonne santé ; mais ils ont également un second intérêt, important pour qui souhaite maigrir : ils facilitent la perte de poids, et ce par deux mécanismes.

• Leur digestion puis leur utilisation par l'organisme font brûler plus de calories que celles des autres aliments.

• Ils calent bien l'appétit ; on est mieux rassasié et plus longtemps quand on mange une alimentation riche en protéines.

La méthode 2- 4-7 vous apportera donc une quantité importante de protéines mais sans exagération : trop de protéines se révèle néfaste pour les reins et le squelette (ostéoporose).

Au déjeuner comme au dîner, vous prendrez une belle part d'aliments riches en protéines, mais pauvres en calories : les poissons, la plupart des volailles, les viandes peu grasses, les œufs ou même le tofu. Et, comme nous le reverrons page 43 et suivantes, les collations feront elles aussi la part belle aux aliments riches en protéines.

Légumes, santé, saveurs et réussite

Les protéines, c'est bien, mais ce n'est pas suffisant. Manger également des légumes en quantité importante sera un allié fort utile pour votre réussite, et ce pour plusieurs raisons :

- grâce à leur richesse en vitamines, en oligo-éléments et en autres nutriments protecteurs comme les polyphénols, ils vous permettront de rester en forme et en bonne santé ;
- grâce à leur richesse en fibres, ils faciliteront votre transit ;
- par l'effort de mastication qu'ils demandent ainsi que par le volume qu'ils prennent dans l'estomac, vous serez plus vite rassasié puis le resterez plus longtemps (Stubbs R. J. *et al.*, 1995) ;
- par leurs effets sur l'intestin, les légumes conduisent le pancréas à fabriquer moins d'insuline, l'hormone du stockage. Qui dit moins d'insuline dit aussi accélération de la combustion des graisses, et vos kilos partent plus vite ;
- par le croquant ou le moelleux de leur texture, par la richesse de leurs variétés, ils vous procureront du plaisir et vous aideront à lutter contre la lassitude des menus répétitifs.

Outre l'absence des fruits, la répétition de journées sans légumes constitue l'un des principaux déséquilibres des régimes purement protéinés comme le régime Dukan, et l'une des causes de leur échec.

C'est pour toutes ces raisons que je vous conseille de consommer au déjeuner comme au dîner une quantité appréciable de légumes (salades, crudités, légumes cuits).

L'huile, pour l'équilibre

Pour maigrir, il convient de modérer sa consommation de matières grasses, mais il serait néfaste de s'en passer complètement. La présence d'huile dans vos repas a en effet plusieurs avantages :

- l'apport en acides gras essentiels, indispensables à l'équilibre de nos cellules : les huiles concourent au bon fonctionnement du cerveau, à la fluidité du sang ainsi qu'à la beauté de la peau ;
- l'onctuosité qu'elles apportent aux recettes et aux plats, par leur saveur parfois typée (notamment pour l'huile d'olive ou l'huile de noix) : elles jouent un rôle important dans le plaisir à manger ;
- l'action sur la vésicule biliaire : elles évitent la survenue de calculs de la vésicule, risque envisageable avec les régimes rapides dépourvus de matières grasses.

C'est pourquoi je vous conseille vivement de ne pas chercher à trop « bien faire » et de ne pas éliminer totalement les graisses de votre alimentation, sous prétexte de maigrir plus vite. Il vous faut, au moins à l'un des deux repas, une cuillerée à soupe d'huile ou d'un autre corps gras : beurre, crème fraîche, etc. (voir p. 31). C'est important pour l'équilibre de votre organisme.

Viandes, volailles ou poissons : bien choisir

Cette famille d'aliments vous fournira les protéines indispensables pour faire fondre votre graisse sans nuire à vos muscles. Ne croyez pas cependant qu'elle puisse à elle seule satisfaire votre équilibre : pour maigrir vite et sans danger, il vous faudra également y associer des légumes.

Viandes, volailles, poissons : suivez votre appétit

À chaque repas, vous prendrez autant de viande, volaille ou poisson que vous le souhaitez. N'hésitez pas à varier les quantités d'un jour à l'autre, et d'un repas à l'autre, par exemple un petit morceau au déjeuner, un plus gros au dîner ; faites confiance à votre appétit. Évitez cependant de prendre de trop petites portions, votre organisme manquerait de protéines (voir p. 35). Si vous aimez varier et souhaitez sortir de la triade « viandes, volailles, poissons », tournez-vous aussi vers les œufs ou le tofu.

Viandes et volailles

Privilégiez viandes et volailles peu grasses (voir tableau page suivante). Si vous en êtes friand, vous pourrez apprécier une viande plus grasse, mais à un ou deux repas par semaine, pas plus.

Alternez viande, volaille et poisson, par exemple viande ou volaille à midi, poisson le soir, ou *vice versa*. Vous pouvez également faire une journée « tout poisson », l'autre « tout viande », mais ne vous cantonnez pas à l'un ou à l'autre à longueur de semaine : en alternant, vous bénéficierez des vertus complémentaires des deux, et éviterez la lassitude des menus répétitifs.

	Morceaux peu gras à privilégier	Morceaux plus gras à éviter*
Abats	Cœur, foie, rognons.	Langue de bœuf, cervelle.
Agneau		Côtelette, gigot, épaule.
Bœuf	Bifteck, faux-filet, rosbif, steak haché à 5 % de matières grasses.	Entrecôte, bourguignon, pot-au-feu, steak haché à 15 ou 20 % de matières grasses.
Charcuteries	Jambon cuit ou cru (sans le gras), bacon.	Les autres charcuteries (andouille, boudin, pâté, saucisse, saucisson, etc.).
Cheval	Tous morceaux.	
Gibier	Chevreuil, sanglier.	
Lapin	Tous morceaux.	
Porc	Filet maigre.	Côtelette, rôti, travers, échine.
Veau	Côte, escalope, filet rôti.	Rôti.
Volailles	Dinde, poulet, pintade.	Canard, faisan, oie, pigeon, poule.

* Ou à ne prendre qu'à un ou deux repas par semaine maximum.

Pour limiter la part de gras dans vos repas, apprenez à cuisiner les diverses viandes de façon savoureuse, tout en utilisant peu de matières grasses (voir p. 31 et 36).

Poissons et fruits de mer

La viande est riche en protéines ; c'est également le cas du poisson. Celui-ci a, en outre, un avantage bien spécifique : ses acides gras (constituants élémentaires des graisses, ou lipides) sont très utiles pour la protection et le bon fonctionnement du cœur, de la peau et du cerveau ; ce sont les fameux « oméga-3 ».

La plupart des poissons « blancs » sont peu gras, et à ce titre, on les conseille souvent pour maigrir. Pourtant, profitez également des poissons naturellement gras : ce sont les plus riches en oméga-3 et il serait dommage de vous en priver.

Apprenez à cuisiner les poissons de façon à la fois savoureuse et légère (voir p. 220). En revanche, évitez les préparations faisant appel à des matières grasses ajoutées : elles sont trop grasses pour cette étape.

Poissons maigres à privilégier	**Poissons naturellement gras à privilégier**	**Poissons à éviter (préparations trop grasses)**
	Anchois frais Anchois au naturel (conserve) Anguille	Anchois à l'huile (conserve)
Bar (loup) Baudroie Brochet		
Cabillaud Carrelet Colin	Caviar, œufs de lompe, œufs de poisson	Croquettes de poisson
Daurade		
Éperlan	Espadon	
	Flétan	
Haddock fumé	Hareng frais ou fumé	
Lieu Limande Lotte		

Poissons maigres à privilégier	Poissons naturellement gras à privilégier	Poissons à éviter (préparations trop grasses)
Merlan Merlu Morue Perche	Maquereau frais ou fumé Maquereau au vin blanc (conserve)	Poisson pané, poisson frit
Raie Rascasse	Rollmops au vinaigre Rouget Roussette	Rollmops à la crème
Sole Surimi	Sardine fraîche Saumon frais ou fumé Thon frais Thon au naturel (conserve) Truite fraîche ou fumée Turbot	Sardine à l'huile* Thon à l'huile* (conserve)

* Si des sardines ou du thon à l'huile constituent la base de votre plat principal, prévoyez dans ce cas d'éviter de mettre de l'huile dans les crudités ou la salade qui les accompagneront.

	Fruits de mer maigres à privilégier	Fruits de mer naturellement gras à privilégier	Fruits de mer à éviter (préparations trop grasses)
Coquillages	Bigorneau, bulot, coquille Saint-Jacques, huître, palourde ou praire.	Moule.	
Crustacés	Crabe (en conserve), crevettes, écrevisse, homard, langouste, langoustine.	Crabe ou tourteau.	Beignets de crevette.
Mollusques	Calmar, escargot, poulpe, seiche.		Calmars frits, escargots cuisinés au beurre.

Comme les poissons, les fruits de mer sont riches en protéines de bonne qualité Qu'ils soient maigres ou naturellement gras (voir tableau page précédente), profitez-en, mais évitez les préparations cuisinées à base de fruits de mer, trop riches en matières grasses pour l'étape 1.

Les œufs

Quand vous le souhaitez, vous pouvez prendre des œufs à la place de la viande ou du poisson, en les cuisinant selon les modes proposés page 221. Omelettes, œufs à la coque, œufs sur le plat, œufs durs ou encore brouillés, la liste est longue des manières de les cuisiner. Prenez entre 2 et 4 œufs par repas pour vous assurer un apport suffisant en protéines. Les œufs sont riches en cholestérol, ce qui a longtemps conduit, et conduit encore, certains médecins à les déconseiller par crainte de voir le cholestérol sanguin augmenter. En fait, les travaux scientifiques récents ont montré que le cholestérol de l'œuf influence peu le cholestérol sanguin, et que, sauf en cas de diabète, les œufs ne sont pas dangereux pour le cœur (voir p. 181). Vous pouvez donc en manger aussi souvent que vous le souhaitez.

Le tofu et autres produits à base de soja

Le tofu est riche en protéines végétales. Obtenu par caillage du tonyu, ou « lait de soja », c'est sa version solide à consommer en cubes revenus à la poêle, ou encore mixés dans les préparations culinaires (légumes farcis, terrines, etc.). Riche en protéines végétales, le tofu remplace la viande ou le poisson dans les plats végétariens. Il s'harmonise bien avec un mélange de légumes (et avec un féculent pour les 4 repas où vous en mangerez, voir p. 102). Avant d'incorporer le tofu à ces mélanges, coupez-le en dés ou en lamelles et agrémentez-le d'herbes aromatiques : votre plat n'en sera que plus savoureux.

Le tofu, plus gras et moins riche en protéines que la viande, la volaille ou le poisson

Il contient moins de protéines (11 g pour 100 g) et plus de lipides (7 g pour 100 g) que, par exemple, le poulet (22 g de protéines et 3 g de lipides pour 100 g) ou le rôti de bœuf (28 g de protéines et 3 g de lipides pour 100 g) ou encore le cabillaud (21 g de protéines et 1 g de lipides pour 100 g). Sa composition nutritionnelle se rapproche de celle du fromage ; à réserver donc à un ou deux repas par semaine.

Le soja est réputé riche en protéines végétales. Pourtant, il faut distinguer le tofu (effectivement riche en protéines) d'autres produits à base de soja qui n'ont ni la même composition, ni le même usage.

- Les boissons à base de soja, nature ou aromatisées : le « tonyu » (ou lait de soja). Il peut remplacer le lait de vache, car il est aussi riche en protéines. Attention toutefois à choisir la gamme « enrichie en calcium », car le soja en est naturellement pauvre. Évitez les boissons aromatisées (chocolat, vanille, etc.), trop sucrées.

• Les « yaourts » au soja censés remplacer les yaourts au lait de vache. Lorsqu'ils sont aromatisés, ils sont trop riches en sucre si vous souhaitez maigrir. Quant aux crèmes dessert au soja, elles sont trop riches en sucres et en matières grasses.

• Les produits transformés à base de tofu : galettes de soja et saucisses de soja. Aromatisés selon les cas au fromage, aux légumes ou aux céréales, ils sont plus riches en glucides et/ou en lipides. Ils ont leur place au sein du plat complet de l'étape 2 puis lors de la stabilisation ; associez-y alors un mélange de légumes et, en fonction de votre faim, 2-3 cuillerées de boulgour et de couscous, ou encore 1 tranche de pain complet.

• La crème fraîche à base de soja (par exemple, *Soya cuisine* chez Alpro). Cette préparation végétale se cuisine comme l'authentique crème fraîche ; 60 g de cette « crème végétale » (environ 4 cuillerées à soupe rases) sont l'équivalent d'une cuillerée à soupe d'huile.

• Les pousses de soja vendues au rayon frais ou en conserve (ou bocal de verre) au rayon des produits exotiques sont des légumes, et non des aliments protéinés. Pauvres en protéines, ces pousses sont en réalité issues de la graine « haricot mungo » alors que le soja « riche en protéines » à l'origine du tofu est, lui, issu de la graine « glycine max ».

Légumes, un large choix pour tous les goûts

Les légumes sont indispensables pour maigrir en gardant tonus et santé, puis pour rester mince. Mais peut-être trouvez-vous que « les légumes, c'est toujours la même chose, et compliqué à préparer ». Les lignes qui suivent devraient vous permettre de réviser votre jugement.

Profitez de la variété des légumes

Pour accompagner votre plat de viande ou de poisson, vous choisirez un ou plusieurs légumes parmi ceux proposés dans le tableau ci-dessous.

Les légumes ont un triple intérêt :

- ils apportent des éléments indispensables à votre santé et à votre forme : fibres, vitamines, oligo-éléments, potassium, etc. ;
- ils rassasient sans pour autant ralentir votre perte de poids ;
- ils permettent de varier les recettes et les saveurs de vos plats.

Les légumes racines	*Carotte,* navet, céleri-rave, radis, *salsifis, topinambour, betterave,* oignon, poireau.
Les légumes fruits	Tomate, poivron, aubergine, concombre, courgette, *potiron, potimarron.*
Les légumes tiges	Cardon, céleri branche, fenouil.
Les légumes feuilles	Endive, mâche, laitue, chicorée, batavia, scarole, frisée, romaine, lolla rossa, petites salades, épinards, *oseille,* cresson, bette.

Les choux	Chou-fleur, brocoli, chou rouge, chou blanc, chou vert, chou frisé, *chou de Bruxelles.*
Les légumes pousses	Asperges.
Les légumes gousses	Haricot vert, *haricot beurre, pois gourmand.*
Les légumes cœurs de plante	*Artichaut, cœur de palmier.*
Les légumes germés	*Germes de soja.*
Les champignons	Champignons de Paris, cèpes, girolles, coulemelles, chanterelles, etc.

Dans ce tableau, les légumes en caractères italiques sont plus riches en calories que les autres. Vous pouvez cependant en consommer, mais évitez qu'ils ne soient dominants. Associez-les à un autre légume. Pour comprendre, prenons l'exemple des carottes.

- Vous faites des carottes râpées ? Associez-les à des rondelles de tomate ou à une salade verte.
- Vous cuisinez des carottes cuites ? Intégrez-les au sein d'un mélange de légumes (poireaux, navets, etc.).

Faut-il choisir des légumes frais, surgelés ou en conserve ?

Frais, surgelés ou en conserve, appréciez donc les légumes sous toutes leurs formes. En effet, ces trois formes ont des effets similaires sur votre santé et votre ligne. Les légumes frais sont généralement plus savoureux, mais vous n'aurez sans doute pas le temps de vous en procurer puis de les préparer à chaque repas ; dans ce cas, les légumes en conserve ou surgelés sont pratiques et peu coûteux.

Pour votre réussite, achetez des conserves ou surgelés préparés sans matières grasses : choisissez les variétés dites « au naturel » plutôt que les légumes cuisinés.

Légumes mode d'emploi

N'ayez pas peur de manger des légumes. Vous pouvez :

- vous servir des assiettes copieuses en en prenant autant que vous le souhaitez (et si possible au moins 150 g par repas, soit environ 6 à 8 cuillerées à soupe) ;
- choisir plusieurs légumes pour un même plat ;
- vous en resservir une deuxième assiette.

Apprenez à les cuire de façon savoureuse tout en utilisant peu de matières grasses (voir p. 216).

Légumes pour aller vite

On reproche souvent aux légumes d'être trop longs à préparer. C'est à la fois vrai et faux. C'est vrai lorsque vous voulez réaliser vous-même une ratatouille ou un accompagnement de haricots verts à partir d'aliments frais. C'est faux si vous savez utiliser les multiples solutions destinées aux gens pressés.

• Certains légumes frais comme la tomate ou le concombre se prêtent bien à une utilisation « express ». Il suffit de les découper en lamelles, cubes ou bâtonnets pour les incorporer à une salade composée (voir la liste complète des « légumes faciles et tout frais » p. 223).

• La gamme des surgelés couvre la plupart des légumes à consommer chauds. Micro-ondes, vapeur ou encore à la poêle, prenez quelques secondes pour lire leur mode d'emploi, puis quelques minutes pour l'appliquer.

• Les légumes en conserve ou en bocal se consomment chauds (salsifis, haricots verts, tomates, etc.) ou en salade (cœurs de palmier, fonds d'artichaut, etc.). Ce sont les « légumes faciles et tout prêts » (voir liste p. 223).

• Déjà nettoyées et prêtes à l'emploi, les salades en sachet se consomment telles quelles ou constituent très simplement la base de nombreuses salades mixtes (voir recettes p. 225). Mâche, laitue, roquette, jeunes pousses, profitez de leur variété.

• Enfin, lorsque vous disposez d'un tout petit peu plus de temps, suivez nos conseils de cuisson et d'association à des herbes aromatiques ou à des fines herbes (voir p. 209) pour réaliser de savoureuses préparations.

Huile, beurre ou crème ?

Pour maigrir tout en mangeant des plats équilibrés et savoureux, vous avez besoin de matières grasses. Mais pour maigrir à un bon rythme, limitez-vous aux quantités proposées. Aux deux repas, midi et soir (et en tout cas, au moins à un repas par jour), utilisez dans vos plats une cuillerée à soupe d'huile. Pour varier les plaisirs, vous pouvez la remplacer par son équivalent sous forme de crème ou de beurre.

Une cuillerée à soupe d'huile équivaut à :

– 2 cuillerées à café d'*huile* (soit 10 g) ;
– ou 2 cuillerées à café rases de *beurre* (soit 10 g) ;
– ou 2 cuillerées à café rases de *margarine* (soit 10 g) ;
– ou 4 cuillerées à café rases de *margarine* ou de *beurre allégés* à 41 % de matières grasses (soit 20 g) ;
– ou 2 cuillerées à soupe rases (ou 1 bombée) de *crème fraîche* (soit 30 g) ;
– ou 4 cuillerées à soupe rases (ou 2 bombées) de *crème fraîche allégée* à 15 % de matières grasses (soit 60 g) ;
– ou 2 cuillerées à soupe et demie d'une *vinaigrette allégée* du commerce (soit 25 g) ;
– ou 2 cuillerées à soupe rases de *mayonnaise allégée* (soit 20 g).

Pour la perte de poids, chacune de ces portions de matières grasses est équivalente. L'huile, le beurre ou la crème donneront plus de goût à vos plats, mais il est important que vous ne dépassiez pas ces portions pour l'ensemble de votre plat. Si vous choisissez d'utiliser cette quantité de matière grasse pour la cuisson, vous n'en ajouterez donc pas dans l'assiette, et inversement.

Selon les jours, vos habitudes et les recettes, vous pourrez :
- utiliser la matière grasse pour cuire les légumes, la viande, le poisson ou les œufs ;
- l'intégrer dans l'une des sauces allégées que nous vous proposons (voir p. 231) ;
- l'intégrer à une sauce de votre composition ;
- la placer telle quelle sur la viande (ou le poisson) et les légumes : par exemple, un filet d'huile d'olive sur les courgettes, une noix de beurre avec les haricots verts, ou de la crème fraîche avec les épinards.

Quelle matière grasse privilégier ?

Pour votre santé, vous avez intérêt à prendre le plus souvent de l'huile, et notamment trois variétés : olive, colza ou noix. Ce sont les plus équilibrées, et les plus favorables pour le cœur et le cerveau.
Si vous aimez les huiles qui ont du goût, choisissez les huiles d'olive ou de noix, toutes deux aussi savoureuses que bonnes pour la santé. L'huile de colza a moins de saveur, mais elle est particulièrement saine car riche en oméga-3.
Les huiles de colza et d'olive peuvent être utilisées crues, par exemple pour une vinaigrette, ou servir à la cuisson, notamment dans une poêle ou une sauteuse[1].
L'huile de noix partage avec l'huile de colza le grand avantage « santé » d'être riche en oméga-3. De plus, elle est particulièrement savoureuse pour assaisonner les salades. En revanche, ne la faites pas cuire, car elle se dégrade à la chaleur.

1. En raison d'une législation ancienne et obsolète scientifiquement, certaines marques d'huile de colza sont étiquetées « cuisson déconseillée ». Les études récentes ont montré que l'huile de colza supporte en fait bien la cuisson, sauf la friture.

Le plat principal : comment le préparer

Pour confectionner vos repas, vous disposez de trois familles d'aliments :

– les aliments riches en protéines : viande, volailles, poisson ou œufs ;
– les légumes ;
– les matières grasses : huile, beurre ou crème.

Vous mangerez légumes et aliments riches en protéines à votre faim, mais limiterez les quantités de matières grasses. Dans chacune de ces familles, c'est à vous de choisir le ou les aliments que vous souhaitez en fonction de vos goûts et du contenu de votre garde-manger. Vous pouvez également panacher les légumes (par exemple, oignons, poivrons, courgettes, aubergines, tomates pour une ratatouille) ainsi que les aliments riches en protéines (par exemple, œuf dur et thon au naturel en conserve pour une salade niçoise).

Quelques conseils pour optimiser vos repas

• Évitez de consommer vos légumes en purée, préférez-les en morceaux : vous serez mieux calé, fabriquerez moins d'insuline (voir p. 65) et maigrirez plus facilement.

• Choisissez le plus souvent une viande ou une volaille peu grasse ; si vous aimez les viandes grasses (voir tableau p. 22), n'en prenez qu'à un ou deux repas par semaine afin de ne pas ralentir votre perte de poids.

• Prenez au moins une fois sur deux de l'huile (notamment olive, colza ou noix) plutôt qu'une autre matière grasse : cela ne changera rien à votre perte de poids, mais pour votre forme et votre santé, c'est préférable.

Vous y ajouterez des épices, des herbes et/ou des aromates. C'est important pour renforcer les saveurs, notamment quand les matières grasses sont limitées. De plus, lorsque l'on mange une cuisine épicée, on digère en brûlant plus de calories : un double bénéfice donc, un repas plus savoureux, et une perte de poids plus rapide !

Selon les circonstances, ce plat peut être un plat chaud ou une salade composée, un plat traditionnel ou un plat original « bien à vous ».

La grande salade composée (par exemple de la salade verte, des tomates, des champignons, ainsi que du thon, des œufs durs, de la viande froide ou du jambon) a plusieurs avantages :

- elle est rapide à préparer ;
- elle permet de finir les restes ;
- elle fait varier plaisirs et saveurs, et donne à vos repas un aspect frais bien agréable en été ;
- elle peut être emportée sur votre lieu de travail, au bureau, etc.

Simplifiez-vous la vie !

Vous pouvez répéter le même plat, sur deux ou trois jours : si vous disposez de peu de temps, il sera pratique de faire cuire, par exemple, une grande quantité de ratatouille en début de semaine, puis de la déguster plusieurs jours de suite.

Mangez à votre faim

Lorsqu'on fait des repas sans féculents, *on a besoin de belles portions de viande, volaille ou poisson* : mangez-en à votre faim. Il est normal que cette dernière varie d'un jour à l'autre, et donc que vos parts varient aussi. Faites confiance à votre appétit. Le principal risque serait de chercher à vous restreindre et de ne pas en manger assez, car votre organisme a besoin chaque jour d'aliments riches en protéines pour reconstituer ses propres protéines. À l'inverse, arrêtez-vous quand vous n'avez plus faim, sinon vous ralentiriez votre perte de poids.

Certaines personnes ont du mal à ressentir les besoins de leur corps, à percevoir leurs sensations de faim et rassasiement. Si tel est votre cas et que vous souhaitez des repères, considérez qu'une part moyenne se situe entre 120 et 200 g par repas si vous êtes une femme, entre 150 et 250 g si vous êtes un homme. Ces intervalles sont volontairement larges : ils vous permettent ainsi d'adapter les quantités à votre faim. Celle-ci n'est pas la même d'une personne à l'autre, et, pour une même personne, elle varie d'un jour à l'autre.

Pour vous y retrouver, sachez que 100 g de viande ou de poisson correspondent en général aux parts proposées dans les produits surgelés et, comme moyen de comparaison, que cela équivaut environ à la taille d'une petite plaquette de beurre de 125 g. On peut aussi en remplacer tout ou partie par du tofu (produit protéiné à base de soja) ou par des œufs (100 g de viande = 2 ou 3 œufs selon leur taille).

Pour ce qui est des légumes, vous en mangerez également à votre faim. N'ayez pas peur de vous en servir de belles portions. Si vous en preniez trop peu, vous manqueriez de vitamines, et risqueriez par ailleurs d'avoir faim trop tôt dans les heures qui suivent. Si, comme avec la viande, vous souhaitez disposer d'un repère de consommation, je vous recommanderais d'en manger au moins 150 g par repas (soit 6 cuillerées à soupe, ou encore le volume d'une belle tomate). Et plus si affinités...

Pour les matières grasses, ne dépassez pas, sauf impossibilité (au restaurant ou chez des amis par exemple), les quantités proposées *d'huile, de beurre ou de crème,* car cela ralentirait votre perte de poids.

Ne faites pas l'impasse sur les matières grasses

Modérez les matières grasses, mais ne cherchez pas à trop bien faire en évitant toutes les matières grasses dans l'espoir de maigrir plus vite. Vous pouvez en profiter à chaque repas, et, en tout état de cause, prenez-en au moins une cuillerée à soupe par jour (ou son équivalence, voir p. 31), au déjeuner ou au dîner. En leur absence, vous manqueriez d'acides gras essentiels et vous risqueriez de développer un calcul de la vésicule biliaire, car celle-ci deviendrait alors trop « paresseuse ».

L'entrée, lorsque vous en avez envie

Faut-il ou non prendre une entrée ?

Avec le mode de vie actuel, il est fréquent que l'on se passe d'entrée. Cela ne pose pas de problème, car, à partir du moment où le plat principal est bien composé, votre repas sera équilibré. Mais vous pouvez tout aussi bien prendre une entrée tout en perdant rapidement du poids. Avec la méthode 2-4-7, vous êtes libre de prendre ou non une entrée, de la varier selon les jours.

En dehors du plaisir partagé d'une entrée bien préparée et bien servie, c'est surtout dans les circonstances suivantes que l'entrée aura un intérêt pour vous :

– si vous êtes habitué à prendre un repas avec plusieurs plats, dont une entrée, il serait frustrant de vous en passer ;

– lorsque vos proches souhaitent une entrée, il serait triste de rester « sur la touche » ;
– si vous avez besoin d'avoir l'estomac bien rempli pour vous sentir rassasié, l'entrée y contribue.

Plusieurs options s'offrent à vous : crudités ou potage, mais aussi fruits de mer ou autre entrée « protéinée ». Mais pour ne pas ralentir votre amaigrissement, l'entrée ne comportera ni féculents ni matières grasses (ni beurre, ni crème, ni huile).

Les crudités

Les crudités sont des légumes consommés sous leur forme crue (voir p. 28 et 223 la liste des légumes). Vous mangerez des crudités :

• Soit « *à la croque au sel* », tels des tomates ou des radis. Vous les croquerez nature, ou bien avec du sel ou du poivre mais sans matière grasse, c'est-à-dire sans beurre ni huile.

• Soit *sous la forme d'une salade*, mais alors vous ne mettrez pas d'huile dans la sauce. Que cela ne vous empêche pas de l'assaisonner avec du vinaigre (classique ou balsamique), du citron, de la sauce soja, des herbes, de la moutarde (moutarde confectionnée sans huile, lisez bien les étiquettes), etc.

Si vous aimez les avocats

Ne vous en privez pas. L'avocat peut ajouter une note de gaieté à vos repas : sous forme de sauce pour accompagner les légumes crus (en mixant un avocat avec un demi-yaourt et un jus de citron), d'un guacamole, en accompagnement de vos salades en entrée...
S'il est bien moelleux, l'avocat n'en est pas moins riche en lipides et donc en calories. *Quand vous en prenez, ne dépassez pas* un demi-avocat, et ne prenez ni beurre ni crème ni huile à ce même repas (un demi-avocat apporte autant de lipides qu'une cuillerée à soupe d'huile).

Les potages

Les potages de légumes réchauffent en hiver et, pour les potages consommés froids, comme le gaspacho, ils rafraîchissent en été. Pour qu'ils constituent une entrée à la fois rassasiante et légère, suivez les recommandations suivantes :

• Vous mettrez dans votre potage tous les légumes que vous souhaitez parmi ceux proposés p. 28, mais aucun féculent, c'est-à-dire ni pomme de terre, ni pâtes, ni riz, ni tapioca, ni pois, etc.

• Vous n'ajouterez pas non plus de matières grasses, c'est-à-dire ni beurre, ni crème, ni margarine, ni huile. En revanche, vous pouvez l'agrémenter d'un peu de lait, ou, pour certaines soupes froides, de yaourt.

Éloge du potage de légumes avec morceaux

Tous les potages de légumes ne calment pas l'appétit de la même manière. Les plus efficaces sont les potages dont les légumes ne sont pas mixés mais encore en morceaux. Lorsque les légumes sont mixés, ce qui est généralement le cas avec les potages surgelés, ils restent rassasiants, mais l'effet est moins net. Pour les mêmes raisons, le simple bouillon de légumes a moins d'intérêt.

Potage chaud ou soupe froide, à vous de choisir. En été, pensez au gaspacho ou à d'autres potages à déguster froids ou glacés : ils sont délicieux, très sains et vous aideront à maigrir. Par exemple, soupe froide de concombre à la menthe, soupe froide de tomate au céleri, soupe de courgette au basilic, etc.

Si vous en avez le temps et l'envie, préparez vous-même votre potage : c'est sans doute ainsi qu'il sera le plus savoureux. Mais n'hésitez pas à goûter les potages surgelés, ou les soupes vendues au rayon frais si tant est que vous choisissiez les variétés sans pomme de terre ni féculent, sans crème ni matière grasse.

En revanche, évitez les potages en sachet ou les potages en brique. Ils ont pour la plupart l'inconvénient de contenir soit trop de sel, soit de la crème, soit des pommes de terre, soit de l'amidon de maïs. Mais si vous en trouviez certains sans matière grasse ni féculent, vous pourrez bien sûr les essayer.

Lorsque vous tenez à mettre de l'huile dans la vinaigrette de votre salade sans huile ou de la crème dans le potage, préparez l'entrée avec la quantité de matières grasses proposée p. 31 ; il vous suffira dans ce cas de prendre un plat principal sans matière grasse. Par exemple, une salade frisée avec de l'huile en entrée, puis un plat principal avec du saumon, sans crème, mais avec du sel de Guérande et du citron, et des courgettes, cuites sans matière grasse, à l'étouffée avec de l'ail, des aromates ou du curry. Les conseils de cuisine proposés en fin d'ouvrage vous donneront des idées pour cuisiner léger et savoureux.

Fruits de mer, saumon fumé et carpaccio

Saumon fumé ou rollmops au vinaigre ? Carpaccio de bœuf ou de coquille Saint-Jacques ? Bigorneau, huîtres ou calamar ? Des entrées « protéinées » festives, à déguster chez soi, chez des amis ou au restaurant. Si vous les aimez, n'hésitez pas. Vous consommerez ces aliments riches en protéines tels quels ou avec quelques feuilles de salade, mais sans huile d'olive sur le carpaccio ni pain avec les huîtres ; en revanche vous pouvez y ajouter du citron.

Et si vous ne déjeunez pas à midi…

Si vous faites partie de ceux qui, en raison de leur profession ou de leur mode de vie, n'ont pas le temps ou pas l'envie de manger à midi, vous n'aurez pas besoin d'adapter votre rythme à la méthode 2-4-7, c'est elle qui va s'adapter à vous.
Prenez un petit déjeuner (voir p. 104) à l'heure que vous souhaitez, ne déjeunez pas à midi, dînez comme vous le propose la méthode 2-4-7, et utilisez les 4 collations (voir p. 43) comme bon vous semble dans la journée ; par exemple, une collation en milieu de matinée, deux dans l'après-midi, vers 15 heures puis 18 heures, et la dernière peu avant de vous coucher.

Comment concilier méthode 2-4-7 et vie de famille

Vous souhaitez maigrir, mais il n'est pas question de mettre pour autant votre famille à la diète ; à l'inverse, il serait dommage de vous isoler en mangeant léger et totalement différemment de votre conjoint(e) et de vos enfants. À la différence des régimes purement protéinés (viande, poisson, œufs, sans fruits ni légumes) ou des régimes rapides basés sur les sachets de protéines, la méthode 2-4-7 est compatible avec un repas familial.

L'entrée en famille

Aujourd'hui, nous avons tendance à simplifier les repas, et la plupart des Français ne prennent plus d'entrée, sauf le week-end ou à l'occasion des repas entre amis. Prévoyez alors une entrée compatible avec votre projet :

– une salade, en servant la vinaigrette à part, ou en vous préparant une sauce sans huile (voir p. 228) : ainsi vous ne

craindrez pas de dépasser votre « quota » de matières grasses ;
- un potage de légumes, en proposant la crème à part ;
- des fruits de mer, un carpaccio ou du saumon fumé.

Le plat principal en famille

Le plat principal a l'intérêt de proposer trois familles d'aliments (viande, volaille, poisson ou œuf ; légumes ; matières grasses) qui constituent la base de la plupart des repas ; à partir de cette base, vos proches ajouteront, selon leurs envies, un féculent, du pain, plus d'huile ou de beurre, afin que chacun puisse choisir ce qu'il aime et se sentir bien. Par exemple, préparez pour tous un plat chaud avec saumon et épinards à la crème, mais prévoyez aussi du riz pour vos convives.

Qu'il s'agisse d'huile, de beurre, de crème ou de sauce, efforcez-vous de servir les matières grasses à part afin que chacun puisse en prendre selon ses goûts ; en ce qui vous concerne, soyez attentif à ne pas dépasser la quantité de matières grasses proposée.

À partir du moment où chacun peut disposer des quantités dont il a envie tout en partageant le même plat, vous préserverez tant la convivialité du repas que les goûts et l'appétit de chaque membre de la famille.

Le dessert, en famille

Avec la méthode 2-4-7, je vous propose de remplacer les desserts par des collations prises un peu plus tard, à base de fruits et de yaourts (voir p. 43). Comme vous le comprendrez dans les pages qui suivent, cette répartition sur la journée facilite la perte de poids ; mais elle ne constitue ni un dogme, ni une obligation : on peut bien maigrir tout en terminant son repas par une note sucrée.

Lorsque, en fin de repas, vous ressentez l'envie ou le besoin d'un dessert, prenez un ou plusieurs fruits et/ou un ou plusieurs yaourts parmi les 4 prévus initialement pour les collations : pensez alors à réduire d'autant vos collations. Et profitez de nos conseils pour agrémenter ces fruits et ces laitages (voir p. 238).

Deux repas par jour !
Que devient le petit déjeuner ?

Deux repas par jour, déjeuner et dîner, cela signifie que la méthode 2-4-7 ne prévoit pas de petit déjeuner. De quoi surprendre alors que la plupart des régimes font la part belle à ce premier repas de la journée.

La méthode 2-4-7 vous recommande de le remplacer par une ou deux collations dans la matinée. Pourquoi ? Pour deux raisons scientifiquement démontrées.

• Ne pas petit-déjeuner, et s'activer à jeun, avant d'avoir mangé, accélère la perte de poids par rapport à la même activité réalisée après un repas (voir p. 153 pour plus de détails). Ce peut être aussi bien faire du sport à jeun que se rendre sur son lieu de travail en vélo ou en marchant, avant d'avoir mangé.

• Fractionner sa nourriture sur plusieurs petits repas ou collations favorise l'amaigrissement (voir p. 43). Or, ne pas manger au saut du lit vous conduira à fractionner le petit déjeuner en plusieurs collations.

De plus, vous faites peut-être partie des nombreuses personnes en surpoids qui n'ont pas faim en début de matinée. Or l'important pour la ligne n'est pas de manger beaucoup dès son réveil, mais de manger le matin quand on commence à avoir faim (et pas avant), avec, par exemple, une collation en milieu de matinée.

Cependant, si, à l'inverse, le petit déjeuner est important pour vous sentir en forme et bien démarrer votre journée, rendez-vous p. 104 afin de savoir comment vous y prendre.

Enfin, que vous preniez ou non un petit déjeuner, vous pourrez consommer dès votre lever la boisson chaude de votre choix, thé ou café. Ne la sucrez pas, mais prenez-en autant que vous en avez l'habitude.

CHAPITRE 2

Méthode 2-4-7 : 4 collations

Avant le déjeuner, entre le déjeuner et le dîner, ou encore après le dîner, vous pourrez prendre 4 collations par jour, aux moments de votre choix. Pourquoi des collations ? Et pourquoi quatre ?

C'est à partir de la lecture des travaux scientifiques des équipes de recherche internationales que j'ai compris l'intérêt des collations. C'est ensuite à travers l'expérience issue de mes consultations que j'ai précisé leurs maniements.

Fractionner ses repas : pourquoi manger souvent aide à maigrir

Les premiers travaux scientifiques portant sur les conséquences du fractionnement des repas se sont déroulés en expérimentation animale. D'après ces travaux, les rats qui font trois repas par jour brûlent moins de calories, ont plus de tissu adipeux et un poids plus important que ceux qui mangent la même quantité de nourriture mais sous la forme d'une multitude de « collations ». Chez l'homme, il y a une cinquantaine d'années, une première étude s'était intéressée à un groupe de 2 000 habitants de Prague ; il avait été retrouvé un plus grand nombre de surpoids parmi les individus prenant 2 ou 3 repas que parmi ceux en faisant 5 ou plus. Mais c'est surtout ces dernières années qu'ont eu lieu les études qui ont confirmé le rôle du fractionnement des repas sur la corpulence.

En 2010, en Suède, le chercheur I. Holmbäck a comparé les habitudes de vie de 1 355 de ses concitoyens à leur poids et leur tour de taille. Il trouva que, toutes choses égales par ailleurs, les hommes qui concentraient la totalité de la nourriture de leur journée sur 2 ou 3 repas avaient un risque accru d'être en surpoids par rapport à ceux qui y ajoutent une ou plusieurs collations. Ils avaient également un tour de taille plus élevé, c'est-à-dire « plus de ventre ».

Ces résultats venaient confirmer ceux des précédentes études : répartir sa nourriture sur 4 à 6 prises quotidiennes (repas + collations) favorise l'équilibre du poids et la minceur (Bellisle F., 1997).

La même tendance est retrouvée chez l'enfant. D'après les travaux de A. M. Toschke, les jeunes Allemands qui répartissent leur nourriture sur 5 prises quotidiennes ont un risque d'obésité réduit de moitié par rapport à ceux qui ne font que 2 ou 3 repas (Toschke A. M., 2005). Ce même chercheur a montré qu'à chaque collation supplémentaire correspond une réduction de 28 % du risque d'obésité (2009). D'autres études effectuées sur des enfants ou adolescents dans d'autres pays (États-Unis, Portugal) donnent des résultats allant dans le même sens (Koletzko B., 2010).

Fractionner ses repas aide donc à perdre du poids. D'après Jessica Backman (2011), cela concourt également à ne pas en reprendre. Cette chercheuse américaine à l'Université du Tennessee a observé les habitudes de vie des personnes parvenant à se stabiliser après avoir maigri : celles-ci mangent plus souvent que les personnes qui reprennent leurs kilos. Ces résultats confirment ceux de l'étude publique américaine National Weight Control Registry coordonnée par M. I. Klem et R. R. Wing (1997) : manger 5 fois par jour y apparaît comme un rythme optimal pour ne pas reprendre de poids après en avoir perdu.

Manger moins aux repas et prendre des collations a, en outre, l'intérêt de réduire les risques cardio-vasculaires. En effet, faire 6 repas par jour réduit le « mauvais » cholestérol (le cholestérol LDL sur vos analyses de sang) de 9 %, tandis qu'à l'inverse, ne faire qu'un seul repas quotidien l'augmente de 25 % (Bhutani S., 2009 ; Smith K. J., 2012).

Répartir sa nourriture sur 4 à 6 repas et collations favorise donc la minceur par rapport à la même nourriture concentrée sur 2 à 3 repas. Comment l'expliquer ? En fait, prendre des collations permet :

- D'améliorer la sensibilité musculaire à l'insuline, d'où une plus grande facilité à brûler les graisses (Louis-Sylvestre J., 2003).
- De réduire la sécrétion d'insuline par le pancréas, et donc diminuer les capacités des adipocytes (les cellules de graisse de l'organisme) à stocker les calories des repas (Louis-Sylvestre J., 2003).
- De réduire la taille des principaux repas et l'envie de grignoter (Kirk T. R., 2000).
- D'augmenter l'envie de bouger, de se lever, de marcher, de faire du sport, et donc de brûler ses calories (Kirk T. R., 2000). En effet, multiplier le nombre de ses repas conduit à :
  - réduire la taille des repas (notamment le déjeuner de midi), et éviter la somnolence qui suit les repas copieux ; on est plus dynamique après avoir mangé léger à midi qu'après un déjeuner trop riche ;
  - fournir régulièrement de l'énergie glucidique à l'organisme (notamment si on prend un fruit en collation) ;

on évite ainsi les hypoglycémies et les coups de fatigue de 11 heures ou de 17 heures, d'où un meilleur tonus, tant intellectuel que physique.

Mais attention, pour que le fractionnement des repas soit efficace sur votre poids, il convient :

• De ne pas manger globalement plus. Si vous ajoutez des collations à des repas qui restent riches, vous obtiendrez, bien évidemment l'effet inverse, c'est-à-dire une prise de poids.

• De sélectionner en collation des aliments favorables à la fois au tonus et à la minceur. Les collations se doivent ainsi d'apporter des fibres, des glucides lents et/ou des protéines tout en étant saines et légères. C'est pourquoi je préconise les fruits (riches en glucides lents) et/ou les yaourts (ou d'autres aliments riches en protéines comme les œufs durs ou le jambon).

• De ne pas confondre collations et grignotages. Une collation correspond à la consommation d'aliments sains dans un temps donné et en réponse à une sensation de faim. À l'inverse, lorsqu'on grignote, on mange sans faim, *et sans fin*, en réponse à une sensation de manque, d'ennui, de stress ou d'anxiété ; et on prend du poids.

Si vous n'aimez pas les collations

Si vous préférez faire 3 repas par jour, et ne rien manger entre eux, ne vous forcez pas à prendre des collations. Même sans bénéficier des effets spécifiques liés au fractionnement des repas, vous pourrez maigrir, et bien maigrir, à partir du moment où vos repas sont équilibrés.

Dans ce cas, vous mangerez les aliments prévus initialement dans les collations :

– en guise de petit déjeuner, à votre lever (voir p. 104) ;

– et/ou à l'heure du dessert, à la fin du déjeuner et du dîner (voir p. 41).

À quels moments les collations ont-elles le plus d'intérêt ?

Sur un plan métabolique, les choses sont donc prouvées : toutes choses étant égales par ailleurs (et notamment la totalité des aliments consommés sur la journée), le fait de fractionner ses repas permet de fabriquer moins d'insuline, de moins stocker les calories, et donc de perdre plus facilement du poids. Pour autant, l'intérêt est-il le même pour tous ? Et à quel moment est-il le plus profitable de prendre une collation ?

La collation du matin

Nombreux sont ceux qui ne prennent pas de petit déjeuner. Et qui ne souhaitent pas en prendre. Les raisons sont multiples. Certains n'ont ni faim ni envie de manger au réveil, et n'auront donc aucun plaisir à se mettre à table avant de partir travailler. D'autres n'ont pas le temps, notamment lorsqu'il leur faut à la fois se préparer et préparer leurs enfants avant de sortir de chez eux. Ce peut être aussi le simple désir de rester un peu plus longtemps sous la couette qui pousse à sauter ce premier repas. Ou, autre vertueuse raison, le remplacement du petit déjeuner par une demi-heure passée en salle de gym ou sur un vélo d'appartement.

Si vous vous retrouvez dans l'un de ces portraits, vous aurez tout intérêt à suivre votre pente, c'est-à-dire à ne pas prendre de petit déjeuner. Cela vous permettra de gagner du temps et… de brûler les lipides stockés dans vos adipocytes (les cellules de graisse), dans les premières heures de la journée : l'organisme ayant au cours de la nuit épuisé ses réserves d'énergie issues du dîner, il est obligé d'aller puiser dans ses stocks.

Mais attention au retour de bâton : la fringale de 10 heures. C'est à ce moment que la collation vous sera d'une grande utilité. Elle vous évitera de vous ruer sur les viennoiseries ou le distributeur de barres chocolatées. Et, autre avantage, vous n'arriverez pas affamé à l'heure du déjeuner.

La collation de l'après-midi

Pour ceux qui travaillent comme pour ceux qui sont chez eux, les après-midi paraissent souvent longs. Prendre à l'heure du goûter une collation permet à la fois de se détendre et de retrouver du tonus avant d'entamer la seconde partie de l'après-midi ; et d'éviter le distributeur de barres chocolatées.

La collation de début de soirée

19 heures est souvent l'heure de tous les dangers pour qui souhaite maigrir. L'heure où l'on revient fatigué chez soi, après une journée de travail. L'heure où l'appétit s'ouvre en préparant le dîner, ou encore en donnant à manger à ses enfants. L'heure du spleen, une certaine anxiété qui pointe souvent au crépuscule. À l'inverse, mais aussi dangereux pour la ligne, le début de soirée, c'est également le moment festif et convivial de l'apéritif.

Dans ces divers cas, prévoir une collation équilibrée, savoureuse et rassasiante conduit à éviter d'entamer, voire de terminer, biscuits salés, baguette, fromage ou saucisson.

La collation de fin de soirée

Je ne sais si tel est votre cas, mais, pour nombre de mes patients, le moment critique, c'est la fin de soirée. On se détend, la journée de boulot est terminée, on a dîné, rangé la cuisine puis couché les enfants et... on a envie de grignoter sucré : paquet de biscuits, tablette de chocolat, bonbons, etc. Malgré les calories que représentent ces aliments consommés à la chaîne, malgré la reprise de poids qui en découlera, on craque...

C'est une envie irrésistible, comme si on en avait besoin avant de se mettre au lit, comme si ces grignotages étaient l'assurance de s'endormir plus facilement. Ce besoin de sucré est encore accentué par le fait de regarder la télévision, en raison de la passivité de cette « activité ».

Cette attitude, le grignotage sucré avant de s'endormir, a également une cause physiologique : les chercheurs ont montré que l'on s'endormait plus aisément lorsque, peu de temps auparavant, on a mangé quelque chose, et notamment un aliment à saveur sucrée. Or, d'après mes observations, lorsqu'une personne habituée à grignoter après le dîner prévoit une collation sucrée dans la demi-heure qui précède son coucher, les grignotages s'estompent, voire disparaissent. Un peu comme si, l'organisme et le psychisme étant rassurés par l'attente du plaisir sucré lié à la collation, cette personne pouvait plus facilement se détacher des grignotages, et porter son esprit (et ses actes) sur autre chose que grignoter. En un mot, si vous savez que vous avez « droit » à une collation sucrée vers 22-23 heures, vous grignoterez moins entre 20 h 30 et 22 h 30 !

Collation du matin, goûter, apéritif, souper : autant de moments à réhabiliter. Autant de collations qui peuvent vous aider à maigrir. Mais que manger ? Avant tout des fruits et des yaourts (ou autres laitages) : ce sont des aliments minceur à la fois sains et rassasiants. Et si vous ne les aimez guère, ou tout simplement si vous souhaitez varier les plaisirs, d'autres options s'offrent à vous.

Yaourts et fruits : la bonne complémentarité

Pour vos collations, choisissez souvent un fruit et un yaourt (ou un autre laitage). Cette combinaison a plusieurs avantages :

- bien rassasier. Fibres pour les fruits, protéines pour les laitages, un peu de glucides pour les deux, le tout sans (ou presque[1]) de matières grasses. Idéal pour être calé sans risque de prendre du poids ;
- procurer du plaisir. Bien choisis, les fruits, comme les yaourts, sont savoureux, ce d'autant que je vous propose de multiples manières de les combiner. En plus, ils ont le grand intérêt de procurer une saveur sucrée, qui remplace, avec bonheur pour la ligne, glaces, pâtisseries et biscuits ;
- vous faire gagner du temps, car ils sont faciles à transporter et faciles à consommer, sans requérir une préparation préalable ;
- participer à votre tonus et à votre santé, comme vous le lirez dans les pages qui suivent ;
- prendre un certain « volume », un fruit + un laitage, c'est peu de calories (à eux deux, moins que 2 biscuits fourrés au chocolat) mais un volume de nourriture relativement important. Il en résulte un plaisir de manger qui dure plus longtemps, ainsi qu'un volume dans l'estomac qui permet de se sentir rassasié pendant les heures qui suivent.

---

1. Certains laitages contiennent une petite quantité de lipides, ou matières grasses, voir p. 53.

Fruits :
santé et saveurs

Comme les légumes, les fruits sont riches en fibres, vitamines et minéraux ; ils sont importants pour rester en forme et en bonne santé. Mais ils sont plus riches en fructose, le « sucre » des fruits, que les légumes, et, de ce fait, plus riches en calories. Aussi, ils n'ont pas vocation à remplacer les légumes : même si vous prenez plusieurs fruits par jour, mangez des légumes au déjeuner comme au dîner, et vous resterez mince plus facilement.

Pour chacune de vos 4 collations, vous pouvez prendre une portion de fruits. Une portion de fruits correspond à :
- 1 pomme ou 1 poire ou 1 orange ou 1 pêche ou 1 nectarine ;
- 2 kiwis ou 2 mandarines, ou encore 3 ou 4 clémentines ;
- 1 bol de fraises, de framboises, de cassis ou de groseilles ;
- 3 abricots ou 3 prunes ou 3 figues (2 si la taille de ces fruits est importante, 4 s'ils sont particulièrement petits) ;
- 1 banane de taille moyenne (ou la moitié d'une grosse) ;
- 1 poignée de cerises ou de mirabelles ;
- 1/2 melon ou 1 belle tranche de pastèque ;
- 1 pamplemousse ou 1 mangue ;
- 2 fines tranches (ou 1/4) d'ananas ;
- 6 à 8 litchis ou 1 kaki ;
- 1 petite grappe de raisins (qui tient dans la main).

Manger votre fruit à la croque ou au couteau ? À vous de choisir. Vous pouvez également le couper en morceaux dans votre yaourt ou votre fromage blanc pour réaliser de

Des fruits, oui ! Jus de fruits, smoothies ou compotes, non !

Évitez de boire un jus de fruit, même si vous le pressez vous-même. Qu'il soit fait maison ou acheté en bouteille, le jus de fruit a l'inconvénient d'être trop vite digéré et de moins caler l'appétit qu'un fruit frais entier (voir p. 154). Cette digestion rapide a également l'inconvénient de conduire le pancréas à fabriquer plus d'insuline, l'hormone du stockage. Cette même critique s'applique aux smoothies.

Il vous sera donc nettement plus bénéfique, par exemple, de manger une orange ou une pomme que de boire un jus d'orange ou de pomme, ou encore un smoothie.

Même chose pour les compotes, mais à un degré moindre : leur consistance mixée et fluide les rend moins rassasiantes et moins utiles pour maigrir vite qu'un fruit à croquer. Cet inconvénient est surtout net avec les compotes du commerce, même sans sucre ajouté, car elles sont particulièrement lisses. Si vous aimez les pommes cuites, préférez une compote maison non mixée ou, encore mieux, une pomme au four.

savoureux mélanges fruits-laitages surtout si vous ajoutez 1 cuillerée à café de miel ou de confiture (voir p. 56). Pourquoi ne pas essayer des framboises ou des morceaux de pêche dans votre yaourt, ou encore une banane coupée en rondelles avec du fromage blanc ? Lorsque vous en avez le temps, et l'envie, vous pouvez également vous préparer des fruits pochés ou des fruits au four comme une pomme avec un peu de cannelle, mais sans sucre.

Contrairement à une idée reçue, la banane est un fruit qui peut vous aider dans votre projet d'amaigrissement, car elle cale bien l'appétit et procure une énergie qui se transforme peu en graisse dans l'organisme (pour plus de détails, voir p. 174).

Yaourts et autres laitages : protéines et calcium

Comme l'ensemble de la famille des laitages, les yaourts sont riches en protéines et en calcium : vous connaissez le rôle indispensable des protéines pour vos cellules (voir p. 18). Pour sa part, le calcium joue un rôle majeur dans la robustesse de nos os.

Pour maigrir puis rester mince, privilégiez les laitages nature modérément gras ou les yaourts allégés aux fruits.

Évitez la consommation des laitages les plus gras et des yaourts aromatisés sucrés. Attention également aux crèmes dessert (crèmes dessert aux œufs, au chocolat, à la vanille ; mousse au chocolat ; riz ou semoule au lait, etc.) : même allégées, elles sont deux ou trois fois plus riches en calories que les yaourts nature ou que les yaourts aux fruits à 0 % de matières grasses.

Yaourts et autres laitages conseillés : du plus léger au plus consistant

- 100 g de fromage blanc à 0 %
- 1 pot (125 g) de yaourt à 0 %
- 1 pot (125 g) de yaourt aromatisé aux fruits 0 %
- 1 pot (125 g) de yaourt nature ordinaire
- 1 grand verre (200 ml) de lait écrémé
- 100 g de fromage blanc à 20 % MG (= 3 cuillerées à soupe), dénommé aussi à 3 % MG sur extrait sec
- 1 pot (125 g) de yaourt nature au bifidus
- 1 pot (125 g) de yaourt nature ou au lait entier
- 1 pot (125 g) de yaourt nature brassé, velouté ou au goût bulgare
- 1 grand verre (200 ml) de lait demi-écrémé ou de lait fermenté

Yaourts et autres laitages déconseillés : de riche à très riche

- 1 pot (125 g) de yaourt aromatisé non allégé
- 100 g de fromage blanc à 40 %, appelé aussi 6,4 % de MG sur extrait sec
- 1 grand verre (200 ml) de lait de chèvre
- 1 pot (125 g) de yaourt aux fruits non allégé
- 1 pot (125 g) de yaourt au lait de brebis
- 100 g de petit-suisse à 40 %
- 100 g de fromage blanc à la crème fouettée
- 1 pot (125 g) de spécialité laitière au lait entier
- 1 pot (150 g) de yaourt à la grecque

Un bon chocolat chaud

Faites chauffer la quantité de lait désirée (dans une casserole ou au four à micro-ondes). Mettez le cacao non sucré dans un bol. Quand le lait est bien chaud, versez-le lentement sur le cacao en mélangeant en même temps pour bien dissoudre les grumeaux de cacao. Si vous aimez le chocolat noir, n'ajoutez ni sucre ni édulcorant : vous pourrez ainsi apprécier pleinement la saveur brute du cacao. Si ce chocolat chaud vous paraît trop amer, ajoutez-y une petite cuillerée à café de sucre de canne.

Comment sucrer ou aromatiser les yaourts nature ?

Certaines personnes apprécient les yaourts ou le fromage blanc tels quels, au naturel, sans ajout de sucre. Idéal, certes, pour maigrir, mais un peu austère, non ? Si ce n'est pas votre cas, ne vous morfondez pas avec une collation dont vous ne tireriez aucun plaisir. D'autres options s'offrent à vous.

• *Première option*, associer le yaourt ou le fromage blanc à votre fruit frais : fruits rouges, fruits des bois, grains de raisin, ou encore un fruit plus volumineux coupé en morceaux. C'est une excellente solution, savoureuse, rassasiante et gorgée de santé.

• *Deuxième option*, les édulcorants. C'est une option apparemment simple et efficace : la saveur sucrée sans les calories. Et pourtant, j'y suis défavorable, et ce pour plusieurs raisons. D'abord, en raison de la suspicion qui règne sur leur innocuité ; même si la plupart des études scientifiques sont rassurantes, plusieurs études de toxicité jettent le doute. Ensuite, leur saveur, nettement moins agréable que le sucre. Enfin, et surtout, leur rôle potentiellement perturbateur dans la régulation du poids (voir p. 160). Pas d'idéal pour celui ou celle qui cherche à maigrir.

Yaourts aromatisés du commerce : avantage aux allégés

Si vous aimez les yaourts aromatisés du commerce, sachez que dans leur variété classique (c'est-à-dire sucrée et non allégée), ils sont environ deux fois plus caloriques que les yaourts nature. En revanche, dans leur variété allégée, les yaourts aromatisés aux fruits sont nettement moins riches en graisses et en sucre, et donc en calories. Un des rares produits allégés à être intéressant pour votre projet.

Yaourt nature ordinaire	66 calories
Yaourt nature bifidus	78 calories
Yaourt bifidus aromatisé aux fruits, non allégé	120 à 130 calories
Yaourt aromatisé aux fruits 0 %	48 à 66 calories

Les valeurs caloriques sont pour un yaourt de 125 g.

• *Troisième option*, miel ou confiture. Pour varier les plaisirs et éviter la lassitude, n'hésitez pas à ajouter du miel ou de la confiture (ou encore de la crème de marron) à un yaourt nature, à du fromage blanc : 1 cuillerée à café (pas plus) pour 1 yaourt ou pour 100 g de fromage blanc. Cette troisième option est savoureuse, et, par la variété des miels et confitures à notre disposition, elle évite la lassitude. Par ailleurs, elle vous évitera les risques de prise de poids liés aux édulcorants (voir p. 160).

Choisissez un miel de consistance fluide (acacia, sapin ou châtaignier par exemple) : il se dilue mieux et diffuse ainsi sa saveur de façon plus uniforme, que ce soit dans un yaourt ou dans une salade de fruits. Avec les confitures et la multiplicité de leurs parfums, vous disposez par ailleurs d'une palette de saveurs propice à la confection de mélanges gourmands tout en nuances. Vous pouvez aussi remplacer miel et confiture par une cuillerée à café de sucre roux. Il ne possède pas d'avantage métabolique sur le sucre blanc, mais un avantage gustatif : une saveur plus subtile, plus complexe ; une petite quantité sera plus à même de vous satisfaire que la même de sucre blanc.

Autre possibilité, si vous appréciez plus les saveurs salées que sucrées, n'hésitez pas à parfumer le yaourt ou le fromage blanc avec quelques herbes aromatiques (particulièrement savoureux avec le basilic, la ciboulette, la coriandre), du poivre, du sel ou des épices (notamment curry, paprika) ; vous pouvez également y adjoindre moutarde à l'ancienne ou échalotes, et marier plusieurs de ces ingrédients au gré de vos goûts et de votre inspiration. C'est une bonne option lorsque vous êtes chez vous et que vous avez faim dans l'heure qui précède le repas. N'hésitez pas alors à y tremper bâtonnets de carottes, concombre ou poivron.

Collation fraîcheur

• Coupez ou égrenez des fruits dans un bol – par exemple, une banane ou des fraises, une pêche et une poignée de groseilles, une pomme et une demi-mangue, etc.
• Ajoutez un yaourt nature et 100 g de fromage blanc, le mélange yaourt/fromage blanc est particulièrement onctueux sans être gras pour autant.
• Apportez-y, pour finir, une touche d'originalité avec du miel ou de la confiture (2 cuillerées à café). Cela vous procurera un bouquet de saveurs sans pour autant nuire à la perte de poids grâce à la dilution dans le laitage du sucre de la confiture, ou du fructose du miel, puis au ralentissement de leur absorption intestinale par les fibres des fruits.
Cette suggestion est constituée de deux laitages et de deux portions de fruits ; elle correspond à 2 des 4 collations de votre journée. À partager avec un(e) ami(e) ou encore à diviser en deux parts, par exemple une pour l'après-midi et une pour la fin de journée.

Pour changer des yaourts et des fruits

Ne croyez pas être tenus de consommer chaque jour 4 fruits et 4 laitages. D'autres collations sont envisageables.

Pour changer des laitages

Au cas où vous seriez « allergique » au lait et aux produits laitiers, ou si vous ne les appréciez pas, ou plus simplement lorsque vous souhaitez changer, tournez-vous vers d'autres aliments riches en protéines. Vous pouvez remplacer chaque laitage par :
– un œuf dur ;
– une ou deux tranches de jambon cuit (environ 50 g en tout) ;

– une petite part (50-60 g) de viande froide, de poulet froid, de saumon fumé, de viande des Grisons.

Avec aucun de ces aliments il n'est savoureux de manger un fruit, sauf si on apprécie particulièrement les mélanges sucré/salé. En revanche, n'hésitez pas à vous confectionner une collation en les associant à des crudités (bien évidemment non assaisonnées à l'huile). Par exemple :
– un œuf dur + une tomate coupée en deux, à la croque au sel ;
– une tranche de jambon + des bâtonnets de concombre ;
– une tranche de saumon fumé + quelques feuilles de salade ;
– du bacon ou de la viande des Grisons + quelques radis.
Ainsi, comme avec le mariage yaourt/fruit, vous obtenez une collation rassasiante car source à la fois de fibres et de protéines. À la différence des fruits, les crudités sont quasiment dépourvues de glucides et de calories ; le fait d'en consommer lors de votre collation ne vous prive donc pas de manger 4 fruits à d'autres moments de la journée.

Pour changer des fruits frais

Au cas où vous n'appréciez pas ou supportiez mal les fruits frais, ou plus simplement si vous voulez varier les plaisirs, il vous est possible de les remplacer par certains fruits secs, pruneaux, figues et abricots secs. Ils ne sont pas plus riches en énergie que les fruits frais correspondants (un abricot sec et un abricot frais contiennent tous deux à peu près autant de calories). Ils ont l'avantage d'être riches en vitamines et en minéraux (le magnésium notamment) : ils sont donc favorables au bien-être et à la santé. Par ailleurs, ils sont dépourvus de matières grasses et rassasient bien : on a moins tendance à terminer le paquet en cinq minutes qu'avec le chocolat ou les biscuits. Enfin, les fruits secs sont riches en sucres lents : ils constituent donc un excellent aliment de l'effort, au cours d'une randonnée à pied, à vélo, ou encore à l'occasion d'une journée passée à skier.

Aussi, si vous appréciez les fruits secs, et notamment les pruneaux, les abricots secs ou les figues sèches, n'hésitez pas à en manger 3 ou 4 à la place d'un fruit frais, par exemple :

- le soir, après le dîner, lorsque vous ressentez l'envie de grignoter du sucré ;
- à l'occasion d'une petite faim, notamment avant, pendant ou juste après le sport.

Autre option pour remplacer les fruits frais, les fruits oléagineux comme les noix, les noisettes ou les amandes (voir p. 176). Ces aliments sont riches en magnésium et en bonnes graisses (notamment les noix, riches en oméga-3), c'est délicieux dans une salade, un yaourt au miel, ou encore en collation avec une pomme. Remplacez alors un fruit frais par 6 à 10 noisettes, amandes ou cerneaux de noix.

Si vous aimez varier

N'hésitez pas à varier les plaisirs. Rappelez-vous, pour vos collations, vous pouvez prendre chaque jour :

- 4 fruits (ou encore des fruits secs ou des noix, amandes, noisettes) ;
- 4 aliments riches en protéines (laitages, mais aussi œufs, bacon, etc.) ;
- autant de crudités à la croque que vous le souhaitez.

Vous *pouvez* prendre ces 4 fruits et ces 4 aliments riches en protéines, mais vous n'*êtes pas obligé* de le faire les jours où vous avez moins d'appétit. Je vous conseille néanmoins de prendre quotidiennement au moins 2 fruits et 2 aliments protéinés pour équilibrer au mieux vos journées.

Voici un exemple de répartition des 4 collations (+ 2 *repas*) sur la journée d'une personne qui aime varier :

- 9 h 30, au bureau : un café, avec 1 banane + 1 fromage blanc nature ou 1 pomme + 1 yaourt 0 % aromatisé à la fraise ;
- *déjeuner à 13 heures* ;
- à 17 heures, au bureau : 3 abricots avec 6-8 amandes tout en buvant du thé vert ;
- 19 heures, retour à domicile : 1 tranche de jambon, avec des morceaux de concombre et quelques tomates cerises, avec 1 verre d'eau pétillante ;
- *dîner à 20 heures* ;
- 22 h 30 : un bol de fraises avec un yaourt nature et une cuillerée à café de confiture de myrtille, tout en partageant une tisane avec vos proches.

J'ai adjoint à ces exemples de collations des propositions de boissons, car cela vous permettra de prolonger le plaisir et d'être encore mieux rassasié par le volume pris par la boisson dans l'estomac.

Ce ne sont là que des exemples, à vous de trouver des idées d'associations qui vous correspondent. Laissez parler votre imagination, et vos goûts…

Collations : est-ce toujours 4 ?

Prendre deux repas légers mais copieux avec 4 collations permet de maigrir tout en étant en forme et rassasié. Mais le chiffre 4 n'est pas intangible. Vous pouvez également, selon vos goûts et selon les jours :

– n'en prendre que 3, voire 2, lorsque vous avez moins d'appétit (mais, pour votre équilibre, 2 collations sont un minimum) ;

– grouper 2 collations en une, par exemple, 2 fruits et 2 laitages pour un goûter copieux ; vous ne disposerez alors plus que de 2 autres collations pour le reste de la journée ;

– consommer certains des aliments prévus aux collations en guise de petit déjeuner (voir p. 104) ou de dessert (voir p. 41).

CHAPITRE 3

Méthode 2-4-7 : 7 jours pour vos « extras »

C'est sur 24 heures que, jour après jour, votre organisme a besoin d'éléments nutritifs essentiels ; cet équilibre quotidien sera assuré par les deux repas et les quatre collations proposés par la méthode 2-4-7. Mais c'est sur une semaine de 7 jours que, pour des raisons familiales, religieuses ou sociales, vous composez les menus de vos repas ; c'est donc sur 7 jours que je vous propose trois « extras », trois « plus » qui procureront un supplément de gaieté à vos papilles et faciliteront le respect de certaines de vos habitudes de vie.

Un bon plat de pâtes, du chocolat après le repas, ou un verre de vin : autant de plaisirs dont, comme moi, vous avez sans doute du mal à vous passer. La plupart des régimes amaigrissants les interdisent, au moins dans leur période initiale. Or, plus on interdit un aliment ou une famille d'aliments, plus augmente au fil du temps l'envie qu'on en a. Au bout de quelques semaines, voire de quelques jours, on craque, on se sent fautif, on recraque, et... on reprend les kilos précédemment perdus. C'est ce que montre la recherche scientifique (voir p. 96), c'est également ce que j'ai observé au cours de mes consultations.

Aussi, pour éviter ce travers et vous donner plus de plaisir, je vous propose avec la méthode 2-4-7 d'ajouter chaque semaine 3 « extras », féculents, chocolat et vin, à la base quotidienne « 2 repas + 4 collations ». Vous n'avez pas à choisir entre ces 3 extras, vous pouvez prendre chaque semaine les trois. Cependant, lorsque vous n'avez pas envie de l'un ou de l'autre, n'y touchez pas ; par exemple, si vous ne tenez pas au chocolat, n'en mangez pas, mais prenez les féculents et le vin.

Voyons en détail comment s'y prendre pour en profiter tout en maigrissant à bonne allure.

Féculents : plaisir et tonus

Avec la méthode 2-4-7, vous mangerez des féculents au plat principal, mais à 4 repas par semaine maximum (c'est-à-dire à un repas un jour sur deux environ). Plusieurs intérêts à cela :

- éviter la lassitude et avoir plus de plaisir à manger, sans pour autant nuire à votre perte de poids ;
- recharger périodiquement vos muscles en énergie, et accroître ainsi forme et tonus ;
- partager encore plus aisément vos repas avec vos proches.

Selon vos goûts et vos habitudes, vous pouvez prendre ces plats de féculents midi ou soir, et varier d'un jour à l'autre. Malgré les idées reçues, manger des féculents le soir et non à midi ne ralentira pas votre perte de poids, c'est même souvent la meilleure solution (voir p. 155).

La belle diversité des féculents

Le mot « féculent » n'a pas la même signification pour un botaniste et un nutritionniste. Pour le premier, un féculent correspond à un tubercule ou une racine (la pomme de terre ou le manioc par exemple), dont on extrait une fine poudre blanche, la fécule ; ainsi le tapioca est-il la fécule du manioc. Pour le nutritionniste, le terme « féculent » rassemble les aliments d'origine végétale, riches en protéines et surtout en glucides, comme les céréales, les pommes de terre ou les légumes secs (encore appelés légumineuses) ; c'est ce sens qui sera utilisé dans ce livre. On en rapproche le pain, d'origine céréalière lui aussi (blé, seigle, etc.).

La belle diversité des féculents

Les féculents d'origine céréalière	Pâtes, riz, semoule, semoule de couscous, grains de blé (par exemple de l'Ébly), blé concassé (boulgour ou pilpil).
Les légumes secs	Lentilles, pois chiches, pois cassés, haricots blancs, haricots rouges, flageolets, fèves.
Les autres féculents	Pommes de terre, maïs, petits pois, quinoa.

Lorsqu'on a besoin de perdre très vite du poids, il est possible de se passer totalement de cette famille d'aliments sur une durée ne dépassant pas 8 semaines (voir p. 106) ; mais au-delà, il est souhaitable, voire indispensable, d'en consommer. Pas forcément chaque jour, mais au moins deux ou trois fois par semaine. Or certains régimes excluent totalement cette famille d'aliments sur une longue durée, d'où le risque de se lasser, d'avoir faim, d'être moins en forme et en moins bonne santé. En réalité, on peut perdre de nombreux kilos tout en mangeant des féculents ou du pain ; pour mieux réussir, choisissez essentiellement des glucides lents et évitez les glucides rapides (voir p. 65).

Avec la méthode 2-4-7, vous pouvez manger des féculents 4 fois par semaine. Chaque féculent vous est autorisé : choisissez au cours de ces quatre repas hebdomadaires selon vos goûts et la disponibilité, tout en sachant que la manière de les préparer a son importance.

Quelle quantité de féculents prendre ?

Quelle quantité de féculents prendre pour vous rassasier et vous donner du tonus, sans pour autant vous empêcher de maigrir ?

D'après mon expérience, une quantité d'environ 150 g par repas pour les femmes (200 g pour les hommes), pesés *après cuisson*, répond à ces divers objectifs. Avant cuisson, cela correspondrait à un poids inférieur mais variable selon le féculent en cause : par exemple pour 150 g cuits, 50 g crus pour le riz ou les pâtes contre près de 150 g pour les pommes de terre. Il est conseillé, au début, de peser deux ou trois fois chacun des féculents *après cuisson*, pour enregistrer visuellement à quel volume correspond une telle quantité ; ensuite, ce ne sera plus nécessaire, vous vous en souviendrez. Pour vous aider, sachez que 150 g de féculents correspondent à :

- 3 pommes de terre de la taille d'un œuf ;
- 6 cuillerées à soupe d'un légume sec, de quinoa, de maïs, de petits pois ou encore d'un aliment d'origine céréalière (pâtes, riz, semoule de couscous, etc.).

Cette quantité, 150 g, ne doit pas être prise au pied de la lettre, c'est une moyenne. Si vous êtes jeune et actif, vous pouvez sans doute en manger plus. Inversement, il vous faudra vous

« Sucres lents, sucres rapides, index glycémique »

À propos des féculents, on parle souvent de sucres lents, ou encore de glucides lents. Le caractère « lent » ou « rapide » d'un aliment riche en glucides reflète la rapidité ou la lenteur avec laquelle on le digère. Les nutritionnistes parlent également d'aliment à *index glycémique élevé* (les sucres rapides) ou à *index glycémique bas* (les sucres lents).

Les sucres lents ont plusieurs avantages majeurs par rapport aux sucres rapides.

- *Les sucres lents calment mieux l'appétit parce qu'ils procurent à l'organisme une énergie durable* : on reste en forme et rassasié pendant une période de plusieurs heures, sans le besoin de grignoter. À l'inverse, après des sucres rapides, la glycémie (ou taux de sucre dans le sang) monte en flèche la première heure (on a alors du tonus, mais sur un temps bref), puis elle chute dans les heures qui suivent jusqu'à un niveau plus bas que la normale. Il en résulte un coup de fatigue, ainsi qu'une fringale qui favorise grignotage et prise de poids.
- *Les sucres lents n'ont pas tendance à faire grossir* lorsqu'on en mange avec modération sans dépasser sa faim. En effet, leur consommation n'entraîne qu'une élévation douce et modérée de l'insuline dans l'organisme. À l'inverse, les sucres rapides augmentent beaucoup la sécrétion d'insuline par le pancréas. L'insuline étant une hormone qui favorise le stockage des graisses dans l'organisme, on comprend que moins elle augmente, plus on garde la ligne.

montrer plus prudent si vous êtes sédentaire et avez plus de 50 ans. De même, lorsque vous n'avez pas assez d'appétit pour en manger autant, ne dépassez pas votre faim, mangez-en moins que 150 g. Enfin, lorsqu'on cherche à perdre du poids le plus rapidement possible tout en mangeant sainement, on peut s'en passer totalement une durée allant jusqu'à 8 semaines (voir p. 106).

Comment choisir et préparer les féculents

Les féculents les plus intéressants pour maigrir sont ceux dont les glucides sont les plus lents (c'est-à-dire ceux dont l'index glycémique est le plus bas) : ils calent très bien l'appétit et font peu augmenter la sécrétion d'insuline, l'hormone du stockage. Au premier rang, légumes secs et pâtes (complètes ou classiques, la différence est minime, mais choisissez toujours des pâtes à base de blé *dur*). Ensuite le riz, le blé concassé et la semoule.

Attention aux pâtes et riz à cuisson rapide !

Pour nous aider à cuisiner plus vite, l'industrie agroalimentaire a mis au point des pâtes et du riz à cuisson rapide – 2 à 3 minutes au lieu des 8 à 15 habituelles. Revers de la médaille, le processus technologique de fabrication perturbe l'architecture des glucides, qui s'éloignent alors de la famille des glucides lents pour se rapprocher de celle des sucres rapides. Pour votre santé et votre ligne, mieux vaut donc rester fidèle aux formes traditionnelles du riz et des pâtes.

Quant aux pommes de terre, elles peuvent relever des premiers ou des seconds, tout dépend du mode de préparation : en purée ou sous forme de frites, elles procurent à l'organisme des glucides rapides ; cuites avec la peau sans avoir été coupées ni épluchées (pour éviter le contact direct de l'eau avec la chair de la pomme de terre), elles fournissent des sucres lents. Libre à vous de les manger ensuite avec ou sans la peau.

Si vous avez un féculent préféré, n'hésitez pas à en profiter plus souvent : certaines personnes sont très « pâtes », d'autres très « riz », etc. Si, au contraire, vous aimez la variété, prenez chaque fois un féculent différent.

Quel que soit le féculent vous aurez intérêt à :

– les cuire sans matière grasse ; vous éviterez donc les frites ou les pommes de terre sautées, à moins que vous ne fassiez cuire ces dernières avec peu de matières grasses (p. 31), voire sans matières grasses, dans une poêle anti-adhésive ;

– prendre conjointement une belle part de légumes ;

– consommer le plat de féculent chez vous et non au restaurant (voir p. 194) ;

– éviter le pain, il ferait double emploi avec les féculents.

Fondamental : associer les féculents et les légumes

Pour maigrir tout en mangeant des féculents, associez-les au cours du même repas avec une belle portion de légumes : il est primordial que votre repas vous apporte autant ou plus (mais pas moins) de légumes que de féculents.

Pour ne pas oublier ces fameux légumes, je vous conseille de commencer par eux quand vous vous servez, puis seulement de compléter votre assiette avec les féculents.

L'association féculents-légumes dans un même plat présente trois avantages :

- un effet rassasiant plus marqué, vous éviterez les fringales ;
- une digestion plus lente des féculents, l'organisme disposera ainsi de glucides « superlents », une propriété intéressante pour optimiser forme et perte de poids ;
- un supplément de saveur. Le moelleux ou l'aspect croquant du légume (selon la variété choisie et le mode de

cuisson) s'harmonise bien avec le goût et la texture des pâtes, du riz ou d'un autre féculent. Pensez, par exemple, à la saveur d'un plat de spaghettis agrémenté d'une ratatouille ou de tomates à la provençale, d'une assiette de riz avec des aubergines et des poivrons grillés ou encore de pommes de terre en robe des champs avec une salade verte.

Féculents + légumes

C'est l'association optimale : les fibres, les vitamines et les minéraux des légumes sont complémentaires des protéines végétales et des glucides lents contenus dans les féculents, pour le plus grand bien de votre santé.
En outre, ce plat est idéal pour maigrir, si la place que prennent les légumes dans l'assiette est supérieure à celle des féculents.

Lorsque vous les consommez crus, sortez les légumes du réfrigérateur au moins une heure avant le repas : à température ambiante, ils seront plus goûteux que si vous les mangiez très froids.

Féculents + légumes + protéines

Les féculents ainsi que le pain contiennent des protéines végétales ; vous ressentirez donc probablement un moindre appétit pour la viande ou le poisson, riches en protéines animales, et en réduirez spontanément les parts. Mangez-en cependant, car leurs protéines sont complémentaires de celles des féculents : un morceau moyen (70 à 150 g) de viande, volaille ou poisson, ou encore 1 à 3 œufs ou 1 à 3 tranches de jambon.

Autre option : le fromage râpé (riche en protéines animales). Lorsque vous faites des pâtes, vous pouvez les agrémenter d'emmental ou de parmesan, entre 30 et 60 g, soit 4 à 8 pincées de fromage râpé. Dans ce cas, vous ne prendrez ni viande, ni volaille, ni poisson.

Pâtes et tomates : une association gagnante

Lorsqu'on modère les matières grasses (rappelez-vous, une seule cuillerée à soupe d'huile par repas) et qu'on les accompagne de légumes, les pâtes aident à maigrir en forme. Ainsi, par exemple, les pâtes aux tomates constituent un plat minceur-forme-santé idéal.

• Première solution, la plus savoureuse mais aussi celle qui demande le temps le plus long de préparation : des tomates à la provençale (coupées en deux, agrémentées d'ail, et cuites au four ou dans une poêle avec l'huile d'olive).

• Deuxième solution, plus rapide : des tomates en conserve au naturel, entières ou concassées ; il suffit de quelques minutes pour ouvrir la boîte puis les faire cuire à feu doux ou au four à micro-ondes. Avec des épices ou des herbes de Provence, quelques feuilles de basilic ou des oignons, ce sera encore meilleur. En revanche, un simple concentré de tomate sur des pâtes n'a pas d'intérêt car la quantité de légumes serait alors insuffisante, et leur consistance mixée les rend moins utiles pour ralentir la digestion des glucides des féculents. Si vous aimez le concentré sur les pâtes, mettez-en en plus des tomates (ou d'un autre légume) mais non pas à la place.

• Troisième solution, rapide elle aussi : des tomates fraîches coupées en rondelles ; à consommer avant le plat de pâtes, ou avec, par exemple sous la forme d'une belle salade pâtes/tomates.

Chocolat : maigrir en fondant

Pour beaucoup d'entre nous, le chocolat est un « must », un aliment incontournable, une saveur incomparable. Mais, pour garder la ligne, il a mauvaise réputation.

Certes, le chocolat est riche (un carré de 10 g apporte déjà presque 60 calories, soit l'équivalent d'une pomme de taille moyenne). Mais il n'empêche pas de maigrir, si l'on en modère la consommation.

Avec le programme 2-4-7, vous pouvez manger du chocolat, jusqu'à une tablette de 100 g par semaine. Pour choisir entre chocolat au lait et chocolat noir, laissez parler vos goûts (voir p. 164).

Cette quantité hebdomadaire de 100 g, c'est à vous de choisir comment la répartir sur la semaine. La solution la plus classique, et sans doute la plus optimale, serait d'en prendre chaque jour un carré de 10 g en fin de repas, par exemple à midi avec le café, ou le soir avec la tisane. Vous préférerez peut-être en manger plus rarement, mais plus en une même fois. Par exemple 3-4 morceaux le dimanche après-midi, ou en fin de soirée après une journée particulièrement stressante. Quelle que soit votre manière de procéder, plusieurs conseils :

– ayez chaque semaine *votre* propre tablette, à laquelle personne, ni famille ni ami, ne touche. Ainsi, au fur et à mesure que la semaine avance, vous y verrez plus clair sur les quantités déjà consommées, et celles qui vous restent ;
– établissez des rites de consommation, en prenant votre temps, et en en faisant un moment agréable. Par exemple, avec un bon café en fin de déjeuner, ou à la pause de l'après-midi ;

- prolongez le plaisir : plutôt que d'engloutir une tablette sans réel plaisir, laissez fondre un carré dans votre bouche ;
- évitez de le consommer à jeun, prenez-le soit à la fin d'un repas, soit, si c'est entre les repas, associez-le à un fruit (essayez, par exemple, une banane + 1 ou 2 carrés de chocolat, c'est à la fois délicieux et reconstituant). En effet, pris à jeun, le carré de chocolat risquerait de vous ouvrir l'appétit et de vous conduire à en prendre rapidement un deuxième... jusqu'à terminer la tablette. Le risque est moindre lorsque le chocolat est consommé à la fin d'un repas, ou, entre les repas, avec un fruit à l'occasion d'une collation.

Si vous n'aimez pas le chocolat, ou n'en ressentez pas le besoin, ne vous sentez pas obligé d'en prendre. Le programme 2-4-7 reste équilibré sans chocolat ! Vous avez le choix entre deux attitudes.

• Soit vous ne le remplacez par... rien. Attitude vertueuse, voire austère, qui vous permettra de maigrir (un peu) plus vite.
• Soit vous prenez à la place un aliment qui vous procure plus de plaisir : biscuit (si vous avez le bec sucré) ou fromage (si vous êtes un inconditionnel de ce fleuron de notre gastronomie). En restant sur une base hebdomadaire, vous remplacerez les 100 g de chocolat par une (et une seule) des options suivantes :

BISCUITS

- 5 madeleines (150 g)
- ou 15 Petit Beurre (110 g)
- ou 6 biscuits fourrés au chocolat style « Prince » (120 g)
- ou 8 biscuits nappés de chocolat style « Petit Écolier » (100 g)

Par exemple, chaque jour avec le café du déjeuner, ou la collation de l'après-midi, 2 Petit Beurre, ou 1 biscuit au chocolat.

FROMAGE

– 5 parts de 30 g de fromage à pâte dure (emmental, etc.)
– ou 6 parts de 30 g de fromage à pâte molle (camembert, etc.)

Pour ne pas nuire à votre perte de poids :

• Ne dépassez pas les quantités conseillées. Si, par exemple, il vous paraît impossible de prendre du camembert sans le terminer dans l'heure qui suit, n'y touchez pas !
• Comme pour le chocolat, consommez-les soit à la fin d'un repas (déjeuner ou dîner), soit en collation, associés à un aliment riche en fibres, fruit ou légume. Par exemple, 2 Petit Beurre et une pomme à l'heure du goûter ou 30 g d'emmental et une tomate à la croque au sel à l'apéritif.

Du vin pour les amateurs

Riche en énergie (7 calories par gramme, soit près de deux fois plus que les protéines et les glucides, et presque autant que les lipides), l'alcool ne se convertit pourtant pas en graisse dans le corps : il est essentiellement brûlé par nos cellules. Cependant, l'alcool rend plus difficile la combustion des lipides par l'organisme, ce qui ralentit l'amaigrissement. Ce phénomène est surtout net lorsqu'on mange gras : la répétition de repas à la fois gras et bien arrosés en alcool est une source incontestable de prise de poids.

En revanche, il est possible de boire de temps en temps une boisson alcoolisée sans nuire à sa santé ni à son projet d'amaigrissement, à partir du moment où l'on en modère la consommation.

Parmi les boissons alcoolisées, je vous conseille de choisir du vin. Pourquoi ? Pour ses avantages santé. En effet, comparé aux autres boissons alcoolisées, le vin a l'avantage de contenir des tanins aux effets protecteurs, supposés ou prouvés selon les cas, sur certaines maladies telles que les maladies cardio-vasculaires ou la maladie d'Alzheimer. Cette qualité est essentiellement l'apanage des vins rouges, plus riches en tanins que les vins blancs, notamment les côtes-du-rhône, les bordeaux et les vins du Sud-Ouest, les vins qui ont « du corps ». De plus, le vin est peu ou pas sucré, car la fermentation transforme les sucres du raisin en alcool ; là aussi, le phénomène est plus net pour le vin rouge que pour le blanc, qui est parfois légèrement sucré.

Ces bénéfices se manifestent pour une consommation quotidienne modérée (1 à 2 verres de vin par jour, un verre correspondant à 12 cl environ). En revanche, des consommations plus importantes comportent des risques indéniables pour la santé : cirrhose du foie, troubles neurologiques graves, cancer de l'œsophage, etc.

Si vous n'avez pas l'habitude de boire du vin, ne vous sentez pas obligé d'en boire pour être protégé : les fruits et les légumes, que vous consommerez en quantités importantes avec la méthode 2-4-7, sont eux aussi très riches en tanins protecteurs, de même que le thé. Par ailleurs, lorsqu'une personne auparavant abstinente commence à boire des boissons alcoolisées, on ne peut jamais exclure qu'elle en consomme progressivement de plus en plus, jusqu'à devenir alcoolo-dépendante, c'est-à-dire ne plus pouvoir s'en passer ; ne prenez pas ce risque.

Maigrir en buvant du vin

Choisissez un bon vin : pour votre santé et votre ligne, mieux vaut boire peu, mais bon.
Modérez les consommations : ne dépassez pas une bouteille de 75 cl par semaine, soit 1 verre de 12 cl six jours par semaine.
L'optimal est de boire ce verre le soir, au dîner. Cela vous relaxera avant de dormir, alors que le prendre à midi conduit parfois à s'assoupir, ce qui n'est pas idéal lorsqu'on souhaite rester actif ensuite. De plus, c'est en prenant un verre de vin (rouge si possible) le soir que le cœur est le mieux protégé.
Au moins un jour par semaine, ne buvez aucune boisson alcoolisée : cela réduira le risque de dépendance.
Si vous n'avez pas l'habitude de boire de l'alcool, continuez à ne pas en boire. Et, bien sûr, pour la femme enceinte, c'est : pas d'alcool du tout ! De toute manière, lorsqu'elle souhaite limiter sa prise de poids au cours de sa grossesse, une femme doit avoir une alimentation bien spécifique, différente de la méthode 2-4-7, et prendre l'avis de son gynécologue ou médecin traitant avant toute modification de son alimentation.

Lundi, samedi ou dimanche ? Quel jour démarrer la semaine 2-4-7 ?

Pour répartir vos « extras » (féculents, vin et chocolat), la méthode 2-4-7 vous conduit à raisonner sur une période de 7 jours, c'est-à-dire sur la semaine. Mais quel jour de la semaine démarrer *votre* semaine ?

De prime abord, la logique serait de débuter par le lundi. Ce n'est pas si simple. En effet, si, en début de semaine, vous vous montrez particulièrement gourmand, vous risquez d'avoir fortement entamé votre « crédit féculents-vin-chocolat » dès le jeudi. Il ne vous en restera alors que peau de chagrin pour le week-end. Or, c'est précisément entre le vendredi soir et le dimanche que l'on fait généralement les repas les plus riches, en famille ou entre amis, au restaurant ou chez soi.

Aussi, je vous conseille de démarrer *votre* semaine le ou les jours où vous avez l'habitude de faire les repas les plus copieux. Par exemple le vendredi si le vendredi soir est l'occasion de réunir la famille autour d'un repas festif ; ou le samedi si vous festoyez plutôt les samedis soir et les dimanches midi. En profitant ainsi des « extras » le week-end, vous ne renoncerez pas aux plaisirs et à la convivialité des repas entre amis ou en famille. Les jours suivants, vous reviendrez à l'essentiel de la méthode 2-4-7, c'est-à-dire 2 repas et 4 collations, sans les extras.

DEUXIÈME PARTIE

Étape 2 puis stabilisation

CHAPITRE 4

Étape 2 Choisir son bonus

Je vous conseille de suivre l'étape 1 jusqu'à perdre la moitié du poids que vous vouliez perdre avant de démarrer la méthode. Par exemple, si au début du programme 2-4-7 vous pesiez 90 kilos et souhaitiez en perdre 14, suivez l'étape 1 jusqu'à perdre au moins 7 kilos. Ensuite, deux options s'offrent à vous :

• Soit vous continuez à apprécier l'étape 1 : vous vous sentez en forme, cette nouvelle façon de manger vous convient, et vous ne ressentez ni manque ni frustration. Dans ce cas, prolongez-la jusqu'à atteindre le poids désiré.

• Soit vous commencez à vous en lasser, vous aimeriez manger plus, ou varier davantage vos repas. Alors passez à l'étape 2.

Dans l'étape 2, vous conservez les aliments proposés dans l'étape 1 :

• Les deux repas par jour (déjeuner et dîner).
• Les quatre collations quotidiennes.
• Les « extras » hebdomadaires :
  – la tablette de chocolat (100 g) ;
  – la bouteille de vin (75 cl) ;
  – le plat de féculents, à 4 repas par semaine.

Vous y ajouterez un bonus à choisir parmi la liste suivante.

Un bonus au choix selon vos préférences

- **Bonus 1 : une assiette de féculents non plus 4 jours par semaine mais chaque jour.**
- **Bonus 2 : du pain, au déjeuner et/ou au dîner.**
- **Bonus 3 : beurre, huile, crème : plus de matières grasses, pour des plats plus cuisinés.**
- **Bonus 4 : du fromage, régulièrement.**
- **Bonus 5 : un vrai petit déjeuner.**
- **Bonus 6 : un plat riche 2 fois par semaine : frites, plat en sauce, charcuterie, etc.**
- **Bonus 7 : une pâtisserie un jour sur deux.**

Pour bien choisir le bonus qui vous convient le mieux, prenez quelques minutes pour réfléchir aux aliments ou aux plats qui vous manquent le plus souvent dans l'étape 1.

Avez-vous particulièrement faim au déjeuner ou au dîner ? Les bonus 1 et 2 seront les mieux à même de calmer votre appétit.

Aimez-vous cuisiner des plats traditionnels en utilisant généreusement beurre, crème ou huile ? Optez pour les bonus 3 ou 6.

Un petit déjeuner classique est essentiel pour bien démarrer votre journée ? Aucune hésitation, prenez le bonus 5.

Vous avez le bec sucré ? Avec le bonus 7, vous saurez satisfaire votre penchant.

Bonus 1 : une belle assiette de féculents par jour

C'est l'option la plus facile à décrire, et à comprendre. Dans l'étape 1 de la méthode 2-4-7, vous mangiez des féculents 4 fois par semaine, à hauteur de 150 g par repas. Avec le bonus 1 de l'étape 2, vous pouvez aller jusqu'à :

- 200 g de féculents par repas (au lieu de 150 g précédemment) ;
- à une fréquence de 7 repas par semaine (au lieu de 4 précédemment).

Vous pourrez donc manger des féculents en plus grande quantité et plus fréquemment que dans l'étape 1.

200 g de féculents (poids après cuisson), cela correspond environ à 4 pommes de terre de petite taille (de la taille d'un œuf), ou encore à 8 cuillerées à soupe de pâtes, riz, blé concassé, semoule de couscous, boulgour, légumes secs, maïs, quinoa, petits pois, etc. (voir liste des féculents dans l'encadré p. 63).

N'hésitez pas, au début, à peser vos portions des divers féculents afin de vous rendre compte visuellement à quoi cela correspond. Après quelques mesures, vous n'aurez plus besoin de peser, votre cerveau aura enregistré la taille de la portion correspondant à 200 g.

Des féculents 7 fois par semaine, cela signifie en moyenne un repas par jour avec des féculents. Ce peut être, selon vos souhaits, au déjeuner ou au dîner ; contrairement à une idée reçue, il n'est pas gênant de manger plus le soir qu'à midi (voir p. 155).

Si vous menez une vie régulière, vous préférez sans doute prendre chaque jour un plat de féculents à un repas, et ni pain ni féculent à l'autre. Mais vous pourriez tout aussi bien manger le même jour des féculents au déjeuner et au dîner, puis ne pas en prendre du tout le lendemain. C'est pratique, par exemple, si vous avez davantage faim certains jours à cause d'une journée de sport, ou si vous avez le même jour deux repas avec des amis où sont prévus des féculents, notamment le week-end.

**Bonus 1 :
n'oubliez pas certains impératifs**

- Ne pas consommer 200 g de féculents à plus de 7 repas par semaine.
- Ne pas dépasser votre faim. Si cela fait trop pour vous, mangez-en moins, moins en quantité et/ou moins en fréquence : par exemple, 150 g, 6 fois par semaine.
- Si votre appétit varie d'un jour à l'autre, faites varier parallèlement la quantité de féculents. Un seul impératif, ne pas dépasser 200 g par repas.
- Conserver des légumes *à chaque* repas, qu'il y ait ou non des féculents, selon les mêmes modalités que dans l'étape 1 (voir p. 67) : les légumes doivent constituer un volume supérieur ou égal à celui des féculents.

200 g de féculents, cela fait une belle part ; peut-être même trop pour votre appétit. Si vous préférez en manger moins, mais plus souvent, prenez 100 g de féculents (pesés cuits) à chaque repas, midi et soir. Cela reviendra au même que 200 g à un repas et aucun féculent à l'autre. À vous de choisir.

Bonus 2 : du pain au déjeuner et/ou au dîner

S'il vous est difficile de concevoir un repas sans pain, ce bonus vous comblera. Chaque jour, vous pourrez manger au déjeuner ou au dîner 80 g de pain ; autre option, la moitié, soit 40 g, aux deux repas, midi et soir. Vous pourrez donc répartir ces 80 g de pain à votre convenance entre le déjeuner et le dîner. À travers le pain, votre organisme disposera, d'une part, de protéines végétales, d'autre part, et surtout, de glucides complexes sources d'énergie pour votre cerveau, vos organes et vos muscles.

Quelle quantité de pain ?

Pour vous repérer, 80 g de pain par jour, cela correspond à :
- **un tiers de baguette (voir plus bas quelles baguettes choisir) ;**
- **ou 2 à 4 tranches de pain complet, pain aux céréales ou pain de seigle, tels qu'ils sont proposés généralement dans les boulangeries. Je vous conseille de peser vos tranches de pain les premiers jours, car il est bien évident que le nombre de tranches correspondant à un total de 80 g variera en fonction de la taille du pain et de l'épaisseur de vos tartines.**

Bien choisir votre pain est essentiel pour que sa consommation ne ralentisse pas votre perte de poids.

• Choisissez un pain dense et compact ; ainsi vous mettrez plus de temps à le mâcher avant de l'avaler, d'où un effet rassasiant plus marqué et une digestion plus lente. Ce type de pain vous apporte des glucides à faible index glycémique, donc favorables pour retrouver puis garder la ligne (voir

p. 65). C'est le plus souvent le cas du pain complet, du pain de seigle, du pain au son, du pain aux céréales, etc. En plus, ces pains ont l'intérêt d'être riches en fibres, en magnésium et en vitamines du groupe B.

• Évitez les baguettes d'apparence légère et trop aérée, à la farine toute blanche ; elles ont l'inconvénient de ne pas demander d'effort de mastication et de ne pas rassasier efficacement. Il en est de même avec certains pains de campagne réalisés à partir d'une farine trop raffinée. Cette sorte de pain est riche en glucides à index glycémique élevé, aptes à faire prendre du poids (voir p. 65).

• Cependant, certaines baguettes ou certains pains de campagne ont plus de « tenue en bouche » que la plupart des baguettes : ils ont l'intérêt d'obliger à manger lentement, car on met plus de temps à les mastiquer. C'est le cas du pain de campagne au levain et des baguettes au levain, ou encore des baguettes aux céréales ou pétries à l'ancienne de façon traditionnelle. Intéressant, si le pain complet ou le pain de seigle ne vous attirent pas.

Biscottes, pain de mie et pains suédois

Les biscottes ont une connotation « minceur », et pourtant je vous les déconseille :

- **elles sont plus riches en calories, car outre de la farine, elles contiennent également des matières grasses et du sucre ;**
- **elles sont trop vite digérées et calment moins bien l'appétit que le pain.**

La même remarque s'applique aux petits pains suédois (Krisproll) ainsi qu'aux galettes de riz (voir p. 169).

Quant au pain de mie, sa farine est moulue en particules trop fines, ce qui là aussi conduit à une digestion trop rapide, même pour le pain de mie complet. Moins favorable donc, pour garder la ligne et la santé, que le pain de boulangerie.

Bonus 3 : beurre, huile, crème : des plats plus cuisinés

Si vous ne concevez pas une ratatouille ou une salade sans huile, un plat de viande, de pâtes ou de pommes de terre sans beurre, un potage ou des fraises sans crème, choisissez le bonus 3. Jour après jour, il vous permettra de réaliser des plats particulièrement savoureux, car plus cuisinés.

Dans l'étape 1, vous disposez d'une cuillerée à soupe d'huile par repas (soit 2 par jour), en sachant que vous pouvez la remplacer par du beurre, de la crème ou une autre matière grasse (voir p. 31) en fonction de vos goûts et de la recette.

Dans l'étape 2, vous doublez la mise, soit 4 cuillerées à soupe d'huile par jour (ou équivalent, voir p. 31).

Ce peut être aussi bien 2 cuillerées à soupe au déjeuner et au dîner, que 3 cuillerées à l'un des deux repas, 1 seule à l'autre, voire 4 à l'un et aucune à l'autre. Cette dernière répartition est pratique pour les jours où vous avez prévu de préparer un repas particulièrement cuisiné ; sachez néanmoins que le repas à 4 portions de matières grasses risque de vous « rester sur l'estomac », car votre tube digestif n'est plus habitué depuis le début du programme 2-4-7 à manger aussi gras.

Bonus 4 : du fromage, régulièrement

Avec ce bonus, vous ajoutez aux aliments proposés dans l'étape 1 :

– du fromage, environ 30 g ;

– et 30 g de pain, soit une petite tranche de pain complet ou une rondelle de baguette (voir p. 83 pour le choix du pain).

Vous ne prendrez pas ce pain et ce fromage plus de 6 fois par semaine. Il y aura donc un jour « sans ».

Pour vous repérer, 30 g de fromage correspond à :

– un huitième de camembert,
– ou un demi-crottin de Chavignol.

Pour les autres fromages, pesez vos portions les premières fois, afin de retenir ainsi visuellement à quoi correspondent 30 g.

Privilégiez les fromages classiques à 45 % MG. Mais évitez ceux qui sont plus riches en matières grasses ; à l'inverse, ne choisissez un fromage allégé que si vous le trouvez savoureux : mieux vaut un petit morceau d'un vrai fromage savoureux qu'un gros d'un fromage allégé.

Pour votre santé, les fromages les plus riches en calcium sont les plus bénéfiques. La liste qui suit vous permet de choisir au mieux, pour vous et le reste de la famille. Les fromages à pâte dure sont de loin les plus riches en calcium et ne sont, contrairement à une idée reçue, pas beaucoup plus riches en calories que les autres. Si vous les appréciez, mangez-en. À l'inverse, les fromages prétendument destinés tout spécialement aux enfants, style Kiri ou P'tit Louis, ne contiennent que très peu de calcium, dix à quinze fois moins que l'emmental ou le comté ! À éviter, pour les enfants comme pour vous.

Enfin, dernier conseil, ne suivez pas les conseils des pourfendeurs du lait de vache, qui prétendent que les fromages de brebis ou de chèvre sont meilleurs pour la santé et moins « grossissants » que ceux de vache : il n'y a dans ces assertions aucune base scientifique.

Pour une part de 30 g de fromage	Apport calorique en kcal/portion (30 g)	Apport calcique en mg/portion (30 g)
Parmesan	114	383
Emmental	113	356
Beaufort	120	312
Comté	120	294
Cantal	110	291
Édam	98	267
Gouda	104	256
Saint-Paulin	89	234
Morbier	104	228
Bleu	103	217
Bonbel/Babybel	94	198
Pyrénées	107	191
Reblochon	93	188
Roquefort	111	180
Saint-nectaire	102	177
Raclette	107	165
Rouy	100	150
Fromage fondu à 45 % MG	88	148
Chaume	104	147
Feta	80	145
Pont-l'évêque	90	141
Munster	100	129
Tome	96	121
Camembert à 45 % MG	85	120
Brie	99	85

Pour une part de 30 g de fromage	Apport calorique en kcal/portion (30 g)	Apport calcique en mg/portion (30 g)
Chèvre sec	140	67
Fromage fondu à 65 % MG	106	73
Coulommiers	92	73
Vache qui rit	103	72
Saint-marcellin	98	52
P'tit Louis	90	33
Chèvre à pâte molle	62	32
Chèvre demi-sec	98	32
Saint-Moret	70	30
Boursault	113	28
Kiri	100	27
Carré frais Gervais	68	24

Bonus 5 : un vrai petit déjeuner

Si, au cours de la phase 1, l'absence de tartines au petit déjeuner a été votre principale contrainte, vous serez heureux de retrouver votre pain du matin.

Tartines du matin, mode d'emploi

Manger des tartines le matin tout en continuant à perdre du poids nécessite quelques précautions.

• Le choix du pain est primordial (voir p. 83) pour rester rassasié tout au long de la matinée.

• Pour les quantités, variez entre 40 et 80 g en fonction de votre appétit. En général, les hommes jeunes et les sportifs auront besoin de 60-80 g, tandis que les femmes, les personnes après 50 ans ou les sédentaires se contenteront de 40-60 g. Une quantité de 40 g correspond à un sixième de baguette, ou 1 tranche de pain complet ; 80 g à un tiers de baguette, ou 2-3 tranches.
• Selon vos goûts, agrémentez vos tartines de beurre : 10 g, soit 2 cuillerées à café rases, ou 2 pointes de couteau (ou encore, plus simple, une miniplaquette de 10 g).
• Autre option : pas de beurre, mais de la confiture ou du miel : 2-3 cuillerées à café.
• Si vous avez particulièrement faim le matin, enrichissez votre petit déjeuner avec le fruit et/ou le laitage d'une de vos collations quotidiennes (il vous en restera alors d'autant moins pour le reste de la journée).

Les bonnes céréales pour le petit déjeuner

Le principe sera le même pour les céréales que pour le pain : choisir les céréales qui rassasient bien et qui se convertissent peu en graisses. C'est notamment le cas des flocons, que ce soit les flocons d'avoine (à l'origine du traditionnel « porridge » des Anglo-Saxons), les flocons issus d'autres céréales, ou encore les flocons « 5 céréales », etc. À la place des tartines de pain, vous pourrez prendre 40 g (soit 3 à 4 cuillerées à soupe) de flocons d'avoine. C'est un petit déjeuner idéal, plus savoureux et plus intéressant pour maigrir que le son d'avoine (voir p. 170).

Les flocons d'avoine se consomment avec du lait (chaud ou froid selon vos goûts) et/ou du yaourt nature ou du fromage blanc. Cela vous fera donc un laitage en moins (3 au lieu de 4) pour vos collations de la journée. Ils sont plus savoureux lorsqu'on les laisse s'imprégner du laitage et gonfler quelques minutes avant de les consommer. Par ailleurs, vous pouvez agrémenter ces flocons d'avoine d'un fruit frais coupé en morceaux, et/ou 3-4 fruits oléagineux (noix, noisettes, amandes). Vous confectionnerez ainsi un petit déjeuner particulièrement sain, rassasiant (vous n'aurez sans doute pas faim de la matinée) et à faible index glycémique (ce qui favorise la combustion des graisses, voir p. 65).

Les céréales à éviter

Évitez les céréales croustillantes présentées sous forme de pétales telles que les traditionnels pétales de maïs (corn flakes, Frosties, Jungly, La Vie, maïs soufflé Monoprix, etc.), ou sous forme de grains de riz ou de blé soufflés, etc. Selon les cas, elles sont sucrées et/ou enrobées de miel ou de chocolat. De plus, qu'elles soient ou non sucrées, elles sont trop vite digérées, plus vite même qu'une quantité équivalente de sucre pur. Ce sont donc des sucres « rapides » (voir p. 65) alors que les flocons de céréales sont des sucres lents. De ce fait, aucune céréale croustillante n'est conseillée quand on souhaite maigrir, car elles génèrent un risque de fringale dans la matinée.

Parce qu'elles sont moins sucrées et plus riches en fibres, certaines de ces céréales vous laissent peut-être croire qu'elles vous aideront à maigrir : c'est le cas des pétales de riz et de blé complet (Special K de Kellogg's, Deliform de Happy Farmer, Monoprix la Forme, Form'U, etc.), et des pétales de blé complet (Fitness de Nestlé, All-Bran pétales de Kellogg's, etc.). Mais ne vous y trompez pas : elles sont tout aussi vite assimilées, ce sont également des sucres rapides.

Si, malgré ces réserves, vous tenez vraiment à ces céréales croustillantes, choisissez celles que vous aimez le plus : le fait qu'elles soient « nature », sucrées ou chocolatées ne modifie pas de façon significative leurs effets sur votre organisme.

Une astuce pour que ce bol de céréales vous cale plus longtemps : pensez à y adjoindre un fruit coupé : les fibres du fruit ralentiront l'assimilation des glucides des céréales. Ajoutez par exemple des fraises à vos corn flakes, ou glissez des morceaux de pomme dans votre bol de riz soufflé.

Bonus 6 : un plat riche, deux fois par semaine

Vous appréciez l'étape 1, vous vous sentez en forme et la vivez sans frustration au quotidien. Mais vous aimeriez pouvoir vous « lâcher » de temps en temps. Ce bonus vous correspondra bien. De même, si, pour des raisons familiales ou sociales, vous êtes « obligé » de manger un plat riche une ou deux fois par semaine.

Par plat « riche », il faut entendre :

– une assiette de frites avec une viande ou un poisson ;
– un autre aliment frit dans l'huile (viande, poisson ou légume) ;
– un plat en sauce ;
– un plat traditionnel et cuisiné de façon traditionnelle (c'est-à-dire pas particulièrement allégé en matières grasses) ;
– une viande ou un poisson frit ou pané ;
– une belle part de tarte salée, de friand ou de pizza ;
– une belle part de cake salé (riche en huile).

Pour que ce plat ne nuise pas à votre perte de poids :

• Limitez-en la fréquence à deux par semaine.

• Consommez-les avec des légumes ; c'est important pour que ce plat « profite » moins à vos adipocytes (cellules de graisse), important également pour réguler votre appétit au cours des 24 heures qui suivent. Ces légumes peuvent être consommés :

– *avant* le plat riche. Par exemple, une salade de tomates avant un steak frites ; ou un potage de légumes avant un bœuf bourguignon ;
– ou *avec* le plat riche. Par exemple, le chou avec les pommes de terre et la charcuterie de la choucroute ; ou un steak tartare et frites + salade verte.

• Ne mangez ni pain avec le plat ni fromage après.

• Évitez de le faire suivre par un dessert, sauf si vous mangez des fruits ou une salade de fruits (ou encore 2 boules de sorbet).

• Ne terminez pas votre assiette si vous êtes « calé » avant : ce que vous mangez au-delà de votre faim a toutes les chances de vous faire reprendre du poids. Ce serait d'autant plus rageant que vous n'en auriez pas vraiment profité : quand on n'a plus faim, on apprécie moins ce que l'on mange.

Bonus 7 : une pâtisserie un jour sur deux

Si vous avez le bec sucré, si vous fondez devant les devantures des boulangeries, vous allez aimer ce bonus. Par rapport à l'étape 1, vous ne modifiez ni vos repas ni vos collations, mais vous y ajoutez chaque semaine les saveurs des pâtisseries.

Un jour sur deux, au déjeuner ou au dîner, vous pourrez prendre une pâtisserie, en privilégiant :

– un éclair au chocolat ou au café ;
– une part de clafoutis ou de crumble ;

- une part de tarte aux fruits (une part correspondant à 150-200 g) ;
- ou, si vous préférez les sorbets, vous pourrez prendre 2 boules de sorbet.

Varier les plaisirs, varier les bonus

Comme les « extras » de l'étape 1, les bonus de l'étape 2 s'entendent sur une période hebdomadaire. À chacune de vos semaines, vous choisirez l'un des 7 bonus, et en profiterez au cours de la semaine sans toucher aux autres. Mais, au gré de vos envies, il vous est possible de changer de bonus d'une semaine à l'autre. Par exemple, le bonus 1 « féculents » pendant trois semaines, puis 4 semaines de bonus 5 « petit déjeuner », puis une semaine de bonus 7 « pâtisseries », etc.

Varier les bonus s'avère particulièrement utile dans trois cas :

- si vous voulez tester les bonus avant de choisir le mieux adapté sur le long terme à votre appétit ainsi qu'à votre mode de vie ;
- si vos contraintes varient d'une période à l'autre ;
- ou tout simplement si vous appréciez la variété.

Par ailleurs, une évidence : lorsque, à certaines périodes, vous n'avez ni la faim ni l'envie de manger tous les aliments proposés dans votre bonus, prenez-en moins. Par exemple, avec le bonus 5 vous avez choisi un petit déjeuner chaque matin ; mais si, certains matins, vous voulez faire un break et manger plus léger, prenez un fruit et un laitage, sans tartines.

CHAPITRE 5

Maigrir, les clés du succès

La méthode 2-4-7 a deux sources, d'abord la recherche scientifique, ensuite mon expérience de médecin en consultation. Ces deux origines sont complémentaires. Les études scientifiques fournissent à la méthode une armature solide, fiable et efficace. Mais l'application pure et simple des résultats de ces études conduirait à des recommandations fort éloignées de la « vraie vie » et de notre rapport (gustatif, affectif et culturel) à la nourriture. Pour éviter cette rigidité, rien ne vaut une longue pratique médicale de la nutrition.

Depuis plus de vingt ans, j'ai cherché à aider des milliers de patients. J'écoute leurs confidences ; ils me parlent de leur vie, de leurs problèmes de poids, de leurs attentes, de leurs goûts et de leurs contraintes. À travers leurs histoires, je différencie ce qui marche, et ce qui ne marche pas. À travers nos entretiens successifs, j'évalue la pertinence des divers conseils nutritionnels, leur adéquation au mode de vie actuel.

Au fil des années, j'ai acquis une certitude : même lorsqu'elles sont excellentes, les recommandations doivent être adaptées à chaque cas, à chaque personne, à chaque réalité. Cette souplesse dans l'application des conseils alimentaires ou d'un programme amaigrissant est primordiale pour le confort à court terme puis pour la réussite à long terme, pour maigrir en forme puis pour stabiliser son nouveau poids.

Pour être mince, fuyez la rigidité, soyez souple !

Dans le monde d'aujourd'hui, nous mangeons trop riche, et nous ne bougeons pas assez. Cette façon de vivre favorise l'obésité, mais elle coexiste par ailleurs avec une aspiration forte à la minceur, aspiration amplifiée par les tendances de la mode et l'aspect filiforme des mannequins. Pour résoudre ce paradoxe, certaines personnes considèrent leur alimentation comme un sujet de préoccupation perpétuel, les conseils formulés par tel ou tel régime comme des diktats et le moindre écart comme une faute et un échec. Ils ne perçoivent plus ou n'écoutent plus leurs propres sensations de faim et de satiété. Les chercheurs parlent alors de « restriction cognitive rigide » ou encore de contrôle rigide de son alimentation.

Se restreindre, c'est risqué !

La restriction cognitive rigide a deux inconvénients ; l'un concerne la manière de se nourrir, l'autre le poids. Par les frustrations et la faim qu'elle engendre, elle risque de provoquer certains troubles du comportement alimentaire graves, tels que l'anorexie ou la boulimie ; c'est notamment le cas parmi les adolescentes et les jeunes femmes déjà minces, mais qui se croient grosses et voudraient devenir maigres. Par les contraintes qu'elle génère, la restriction cognitive rigide alterne souvent avec des périodes de défoulement, d'où le risque de syndrome yo-yo : on s'affame et on perd du poids, puis on se libère et on reprend tout... et quelques kilos en plus !

C'est pourquoi certains médecins ou psychologues rejettent toute idée de régime ou même de conseils nutritionnels, sous prétexte qu'ils conduiraient à faire plus de mal que de bien en empêchant les régulations physiologiques de se réaliser naturellement. Une telle attitude, diamétralement opposée à celle de la restriction cognitive rigide, la rejoint pourtant par la survenue de conséquences elles aussi préjudiciables. En effet, le mode de vie actuel favorise, sans conteste, la prise de kilos superflus ainsi que l'obésité : nous avons continuellement à notre disposition une quantité d'aliments à la fois savoureux et riches. De plus, nous bougeons de moins en moins, et l'organisme n'est pas capable d'éliminer une succession continue de repas copieux et/ou de grignotages gourmands.

Ces modifications dans notre mode de vie expliquent le caractère d'épidémie pris par l'excès de poids dans certains pays comme les États-Unis (plus de la moitié des adultes américains ont un excès de poids et un tiers sont obèses), la Grande-Bretagne (doublement du nombre d'obèses en dix ans) ou encore dans certaines îles du Pacifique (50 à 70 % d'individus obèses). Ces observations « géographiques » démontrent que les capacités naturelles de régulation du poids sont dépassées par le mode de vie contemporain. On aboutit aux mêmes conclusions lorsqu'on observe, en laboratoire, des rats soumis à une alimentation moderne (variée, grasse et concentrée en calories, très sucrée ou très salée) : ils deviennent vite obèses.

Alors que faire ? Se restreindre, et sombrer dans la boulimie, l'anorexie ou le syndrome yo-yo ? Ne rien faire, et prendre inexorablement du poids ? La sagesse et l'efficacité résident dans une troisième voie, sur laquelle a travaillé le père même du concept de restriction cognitive, le professeur Albert Stunkard de l'Université de Philadelphie aux États-Unis.

Devenez « flexible » !

Conscient à la fois des dangers du mode de vie moderne et des risques de la restriction cognitive, Albert Stunkard a différencié deux manières de faire attention à ce que l'on mange (Westenhoefer J., 1999).

• La première consiste à surveiller son alimentation de façon obsessionnelle, à ne penser qu'à cela (ou presque) tout au long de la journée, à considérer certains aliments comme totalement interdits, à peser tous ses aliments, à limiter ses portions même en cas de faim intense. Dans ce cas, on perd ses repères « internes », on vit dans la crainte perpétuelle de « fautes », on s'expose à la survenue de l'anorexie, de la boulimie ou du syndrome yo-yo. C'est la restriction cognitive rigide et culpabilisante.

• La seconde consiste à prendre conscience que le poids est naturellement bien régulé par l'organisme, à partir du moment où l'on mange équilibré et que l'on respecte les messages de faim et de rassasiement que nous envoie notre corps. Sans ignorer pour autant que certains aliments et certains comportements, souvent liés au monde moderne, mettent en échec ce contrôle de l'appétit et cette régulation naturelle du poids (voir encadré p. 125).

Cette seconde voie, c'est savoir comment manger de façon savoureuse, simple et rassasiante tout en limitant les aliments et les comportements « à risque » (voir p. 125). On mange de tout, avec une dominante légère et équilibrée, mais sans se culpabiliser lorsque l'on mange plus riche. C'est ce que les chercheurs appellent le contrôle souple ou flexible (*flexible control* des Anglo-Saxons). Les personnes qui mangent de cette façon sont plus minces et souffrent moins de compulsions ou de « boulimies » que les autres (Westenhoefer J., 1999).

C'est cette seconde voie que vous propose la méthode 2-4-7 : je vous donne certains conseils, mais vous confectionnez vos repas et déterminez la taille de vos plats selon votre appétit ; je vous recommande certains aliments, mais lorsque vous profitez des autres, c'est avec plaisir et sans culpabilité. Cette attitude que je vous invite à avoir avec la nourriture sera, par définition, cognitive (elle fait appel aux connaissances scientifiques et à la raison), mais elle est également souple et non culpabilisante. Vous n'avez pas à obéir au programme 2-4-7, c'est lui qui est à votre service : la connaissance au service de votre libre arbitre, et non l'inverse.

La souplesse au cœur du programme 2-4-7

À la différence de la majorité des régimes, le programme 2-4-7 n'oppose pas confort et perte de poids rapide.

Par sa base qui associe des légumes à des aliments riches en protéines, il permet de maigrir vite sans souffrir de la faim. Mais en la mettant au point, j'ai également voulu qu'avec cette méthode, vous puissiez profiter des aliments qui risqueraient le plus de vous manquer si vous vous limitiez au couple « protéines + légumes ».

– Les fruits, sources de tonus, de vitamines, et dont la saveur sucrée rend toute perte de poids bien plus agréable ;
– les féculents, riches en glucides lents et dont il serait pour la plupart des personnes difficile de se priver sur une longue période ;

– le chocolat, pour sa saveur incomparable ;
– le vin, car boire modérément est compatible avec la perte de poids comme avec la santé.

Parmi ces aliments, les deux premiers, fruits et féculents, sont les plus importants pour votre équilibre. Les deux autres, chocolat et vin, n'ont d'intérêt que pour les amateurs ; si vous ne les appréciez pas, n'y touchez pas.

Dès la première phase de la méthode 2-4-7, vous pourrez donc apprécier fruits et féculents, chocolat et vin. Cette souplesse initiale confère trois avantages à cette méthode :
– on la suit d'une façon plus agréable et conviviale ;
– on se sent plus en forme ;
– on augmente ses chances de réussite à long terme.

Manger lentement, c'est essentiel

Manger lentement, cela vous permettra :
– de vous sentir mieux rassasié, tout en mangeant moins que si vous mangiez vite. Vous maigrirez plus facilement ;
– de mieux ressentir la saveur des aliments. Vous maigrirez avec plus de plaisir ;
– de mieux digérer vos repas. Vous vous sentirez moins ballonné, vous aurez plus facilement le ventre plat.

Pour vous aider, pensez à :
– apprécier en bouche la saveur de vos aliments ;
– poser vos couverts entre chaque bouchée ;
– mâcher doucement vos aliments, l'idéal étant de les consommer « solides » (la purée rassasie moins bien que les pommes de terre en robe des champs, ou la compote que la pomme croquée) mais de les avaler « mixés », après les avoir bien mastiqués ;
– éviter de manger devant la télévision, car on ne prête alors pas assez attention aux messages de notre corps qui normalement nous préviennent qu'on a assez mangé ; de ce fait, on mange plus sans s'en rendre compte.

La souplesse du programme 2-4-7 vous apparaîtra encore plus évidente en lisant les pages qui suivent. Chacun pourra ainsi personnaliser au mieux *son* programme.

Comment personnaliser votre projet

Votre réussite passe par l'adaptation de votre programme à votre nature, à votre vie, et non l'inverse. Pour y parvenir, je vous propose de faire le point tous les 15 jours sur vos sensations ; plusieurs domaines sont concernés : la faim, les envies, la forme physique, la simplicité de préparation et la vitesse de la perte de poids.

Souffrez-vous de la faim ?

Lorsqu'on évoque la sensation de faim, il convient d'en distinguer deux types, la faim « normale » et la faim « excessive ». Il est normal d'avoir faim avant les repas, dans la demi-heure qui précède. Normal, et même souhaitable. Par la faim, votre corps prévient votre cerveau qu'il a besoin d'énergie. On ne devrait même manger, théoriquement, que lorsqu'on a faim. Dans le cas inverse, lorsqu'on mange alors qu'on n'a pas faim, les calories consommées auront moins de chances d'être utilisées par l'organisme, et donc plus de risques d'être stockées.

Tout cela pour vous dire qu'avoir faim avant les repas (ou avant les collations) au cours du programme 2-4-7 n'est pas mauvais signe : c'est normal, et même souhaitable.

En revanche, si vous sortez régulièrement de table en ressentant une faim désagréable, ou si la faim vous tenaille tout au long de la journée, il convient de réagir. En fonction de votre appétit, vous allez alors manger plus et augmenter les parts de « protéines » et/ou de féculents :

– protéines, midi et soir : 150 à 250 g de viande ou de poisson par repas (au lieu des 150 à 200 g prévus initialement, ou encore 3 à 5 œufs par repas, au lieu de 2 à 4) ;
– féculents, à vos 4 repas hebdomadaires : 200 g (pesés cuits) par repas au lieu de 150 g initialement prévus. 200 g de féculents, cela correspond à 4 pommes de terre de la taille d'un œuf ou 8 cuillerées à soupe de pâtes, riz, semoule de blé, boulgour, légumes secs, quinoa, maïs, petits pois, etc. (voir liste complète des féculents p. 63).

Peut-on manger beaucoup de viande ou de poisson ?

Si vous êtes grand (plus de 1,80 m) ou lorsque vous avez très faim, n'hésitez pas à manger de larges portions de viande ou de poisson, jusqu'à 250-300 g par repas.

Si ces conseils ne suffisent pas à calmer votre appétit, ajoutez-y l'un des bonus de l'étape 2, et notamment le bonus 1 (avec des féculents chaque jour, voir p. 81), le 2 (avec du pain, voir p. 83) ou encore le 5, avec un petit déjeuner classique (voir p. 88) : ils sont les plus susceptibles de vous rassasier.

Enfin, ne vous inquiétez pas si vous avez plus faim que d'habitude lorsque vous démarrez la méthode 2-4-7. En effet, lorsque l'on modifie son alimentation et que l'on mange moins riche, l'organisme a besoin de quelques jours pour s'adapter et se mettre à brûler son stock adipeux. Ensuite, l'appétit redevient normal. Selon les personnes, cela prend entre 24 heures et une semaine. Soyez patient. Mais si au bout d'une semaine vous avez encore trop faim, rendez vos repas plus consistants en prenant l'une des mesures proposées dans les lignes qui précèdent.

Vous sentez-vous frustré ?

Pour certaines personnes, ce n'est pas la faim qui taraude l'esprit, mais une envie bien spécifique concernant un plat ou un aliment particulier. Si tel est votre cas, analysez les choses.

Cette envie est-elle ponctuelle, survenant de temps en temps, au maximum deux fois par semaine ? Dans ce cas, lorsque cette envie est vraiment forte, allez-y, mangez cet aliment ou ce plat : votre perte de poids va légèrement s'en ressentir (vous maigrirez un peu plus lentement au cours des 48 heures qui suivent), mais vous ne vous sentirez pas frustré, et aurez ainsi de meilleures chances de maigrir à long terme. Puis reprenez l'étape 1 « classique ».

À l'inverse, si cette envie est régulière, quasi quotidienne, je vous conseille de la satisfaire en passant directement à l'étape 2. Les bonus proposés dans l'étape 2 correspondent en effet aux manques les plus fréquents que l'on peut ressentir dans l'étape 1. Et plus particulièrement le bonus 2 (le pain midi ou soir), le 4 (du fromage) et surtout le 5 (un « vrai » petit déjeuner). En démarrant ainsi par l'étape 2, vous maigrirez plus lentement qu'avec l'étape 1, mais plus durablement, car vous ne ressentirez pas de frustration.

Avez-vous besoin d'un petit déjeuner ?

La méthode 2-4-7 vous propose de remplacer le petit déjeuner par des collations (voir p. 43 pour s'en rappeler les raisons). Si vous étiez auparavant habitué à prendre un petit déjeuner et que son absence vous gêne, prenez-en. Trois options se présentent.

• Si vous tenez à un petit déjeuner traditionnel, avec pain ou céréales, rendez-vous en p. 88 pour savoir comment le composer au mieux. Mais si vous souhaitez néanmoins maigrir à bonne vitesse, je vous conseille alors, au moins dans l'étape 1, de ne pas prendre l'extra « féculents » (aucun de vos repas, ni à midi ni le soir, ne comportera donc de féculents).

• Si vous ne tenez pas nécessairement au pain, je vous conseille alors de réaliser un petit déjeuner avec les aliments prévus initialement à 1 ou 2 de vos collations (voir p. 50), c'est-à-dire un ou deux aliments riches en protéines (laitage, œuf, jambon) avec un ou deux fruits : par exemple, un œuf, un yaourt, une banane et une pomme. Dans ce cas, il vous restera 2 collations, et non plus 4, pour le reste de la journée, mais vous pourrez continuer à profiter des féculents 4 fois par semaine.

• Une solution intermédiaire, bien adaptée à la vie actuelle : vous prenez fruits et aliments riches en protéines en semaine, mais vous profitez des tartines le week-end. Et vous gardez les féculents à 4 repas hebdomadaires.

Vous sentez-vous en forme ?

Des aliments riches en protéines (viande, œuf ou poisson), des fruits et légumes, des produits laitiers et des glucides lents : cet équilibre explique que, le plus souvent, on se sent plus en forme avec le programme 2-4-7 qu'auparavant.

Si, à l'opposé, vous vous sentez plus fatigué, moins en forme, procédez par étapes afin de bien comprendre les causes de cette fatigue puis d'y remédier.

1. Mangez-vous bien l'ensemble des aliments proposés ? Avec l'espoir de maigrir plus vite, certaines personnes mangent trop peu et/ou d'une manière déséquilibrée. Au bout de quelques jours, la forme s'en ressent, avec une fatigue grandissante. Ne cherchez donc pas à brûler les étapes, ne mangez pas moins que les quantités proposées.
2. En même temps que la fatigue, souffrez-vous de la faim ? Dans ce cas, les choses sont simples : mangez plus ! (Voir p. 101).
3. Avez-vous besoin de plus de vitamines ? Par leur métabolisme, certaines personnes ont besoin de plus de vitamines que d'autres. C'est peut-être votre cas. Pour le vérifier, c'est très simple. Lisez les pages 108 à 111 pour déterminer les vitamines dont vous pourriez bénéficier, prenez-les pendant 15 jours puis faites le point. Si, avec ces compléments alimentaires, vous vous sentez mieux, continuez de les prendre, mais parlez-en à votre médecin. Si vous êtes toujours aussi fatigué, consultez votre médecin traitant et/ou un médecin nutritionniste ; avec lui, vous déterminerez plus spécifiquement les causes de votre fatigue ainsi qu'un projet qui corresponde à votre métabolisme.

Êtes-vous débordé ?

Si la méthode 2-4-7 vous impose de consacrer un temps excessif aux courses ou à la confection des repas, vous n'allez pas tenir longtemps. Rendez-vous au chapitre 11, page 207 : vous y trouverez de nombreuses astuces pour faire simple et efficace.

Par ailleurs, si ce sont les repas à l'extérieur, au restaurant ou chez des amis, qui posent problème, lisez les chapitres 9 et 10 : vous pourrez ainsi suivre la méthode 2-4-7 sans pour autant bouleverser votre mode de vie.

Pour maigrir plus vite, la phase d'accélération

Pour des raisons médicales ou personnelles, on a parfois besoin de maigrir au plus vite. Si tel est votre cas, vous allez pouvoir le faire en transformant la méthode 2-4-7 en « méthode 2-4 ». Vous conserverez les 2 repas principaux, déjeuner et dîner, ainsi que les 4 collations. Mais vous éviterez les extras (féculents, chocolat, vin). Avec cette phase d'accélération, vous mangerez moins savoureusement, mais vous maigrirez plus rapidement (Anderson J., 2001 ; Astrup A., 2000).

Trois précautions néanmoins :

- prenez auparavant l'avis de votre médecin traitant ;
- sauf accord de votre médecin, ne suivez pas cette méthode plus de 8 semaines de suite ;
- fuyez les régimes extrêmes qui consisteraient à éviter fruits et légumes. Le déséquilibre et les frustrations qui en résulteraient altéreraient aussi bien votre santé que votre forme et réduiraient vos chances de réussite à long terme.

Vertu des changements de rythme

On lit souvent dans les livres ou les articles de magazines consacrés aux régimes qu'il faudrait maigrir régulièrement, à la même vitesse, durant des mois. Il n'y a aucune base scientifique à cette assertion et, en pratique, c'est l'inverse qui fonctionne.

Avec la méthode 2-4-7, je vous propose d'adapter le rythme de votre perte de poids aux circonstances de votre vie, ainsi qu'à son environnement, et non l'inverse. C'est vous qui choisissez combien de temps durera chaque phase.

Tant que vous le supportez bien, vous pouvez suivre l'étape 1 pendant des semaines et des mois, jusqu'à atteindre votre poids désiré. À l'inverse, si, au bout de quelque temps, vous souhaitez changer, passez à l'étape 2.

Il vous est possible d'alterner les étapes 1 et 2 selon les circonstances de votre vie. Et ce autant de fois que vous le désirez.

Par exemple, suivre l'étape 1 pendant quatre mois lorsque les circonstances sont favorables : vous êtes en forme, vous avez peu de contraintes et peu de stress, la température extérieure est clémente, etc. Puis, passez à l'étape 2, quand vous avez besoin de manger plus en raison d'un moment plus délicat à passer : stress professionnel ou personnel, période des fêtes ou de vacances, hiver rigoureux, etc. Si, au cours de cette période, il vous était particulièrement difficile de contrôler vos repas, pourquoi ne pas stabiliser votre poids pendant quelques semaines (voir p. 113) ? L'important sera alors avant tout de ne pas reprendre les kilos perdus précédemment.

Après cette phase plus difficile, lorsque votre horizon s'est éclairci, réalisez quelques semaines de phase d'accélération (voir p. 106), puis reprenez l'étape 1. Et ainsi de suite... jusqu'à atteindre votre poids d'équilibre et... vous stabiliser.

Médecins et pharmaciens : faut-il les consulter ?

Il est toujours souhaitable de parler à son médecin (généraliste, gynécologue, etc.) de son projet d'amaigrissement (Fricker J., 1995). Il pourra :

– faire le bilan santé de votre poids ;
– vérifier que votre problème ne requiert pas une approche spécifique, par exemple en cas de grossesse ou de certaines pathologies ;
– vous conseiller sur vos objectifs et les modalités pour y parvenir ;
– vous conseiller en cas d'éventuelles difficultés ;
– et, au besoin, vous prescrire un ou plusieurs compléments alimentaires parmi ceux cités dans les pages qui suivent.

Quant au pharmacien, il peut, en collaboration avec votre médecin, intervenir lorsque vous aurez besoin de vitamines, de compléments alimentaires. Avec la méthode 2-4-7, vous disposez de l'ensemble des familles d'aliments et notamment d'une belle quantité de viande et de poisson (sources principales de fer, zinc, vitamine B12 et oméga-3), mais aussi des fruits et légumes (riches en multiples minéraux et vitamines, notamment vitamine C, folates, bêta-carotène, lycopène, etc.). Sans oublier les vitamines du groupe B apportées par les féculents, ou les oméga-3 du poisson, des noix et de l'huile de colza.

Néanmoins, dans certains cas, vous pourrez optimiser votre équilibre par l'ajout de compléments alimentaires. Ceux-ci concernent les vitamines, mais également certains minéraux.

Les compléments multivitaminés

Ces comprimés renferment le plus souvent 100 % des apports journaliers conseillés pour chaque vitamine, et parfois certains minéraux. Ils vous seront utiles dans deux circonstances :

• Si préalablement à la méthode 2-4-7 vous mangiez de façon déséquilibrée ou restreinte, si vous écartiez de vos repas certaines familles d'aliments tels que, par exemple, les fruits et les légumes, ou la viande, la volaille et le poisson : dans ce cas, prenez des multivitamines durant 1 mois pour vous « mettre à niveau ».

• Si vous suivez la phase d'accélération (voir p. 106), qui ne contient pas de féculents.

Multivitamines apportant un cocktail de vitamines et de minéraux (liste non exhaustive)

Disponibles en pharmacie

Alvityl ; Bion 3 ; Quotivit ; Vivamyne multi ; Azinc ; etc.

Disponibles en parapharmacie

Lecitone adulte ; Naturland effervescent antifatigue vitalité ; Multivitallya 10 vitamines 4 oligo-éléments ; etc.

Disponibles en grande surface

Juvamine 1 par jour ; Juvamine Femme ; Multivitamines et oligo-éléments effervescents Vitarmonyl ; etc.

Dans ces deux cas, vous prendrez quotidiennement 1 comprimé multivitaminé. Ces compléments alimentaires sont disponibles, selon les marques, dans les pharmacies, dans les parapharmacies ou dans les grandes surfaces.

Le magnésium

Le magnésium est surtout présent dans les légumes, les fruits oléagineux (noix, noisettes, amandes) ainsi que les légumes « verts » et… le chocolat. Ces aliments étant présents dans la méthode 2-4-7, vous ne devriez pas manquer de magnésium. Néanmoins, si vous ressentez crampes et/ou nervosité, prenez un supplément de magnésium durant 3-4 semaines, cela devrait vous faire du bien.

Calcium et vitamine D

Les produits laitiers assureront vos besoins en calcium… si vous suivez mes recommandations ! À l'inverse, si vous mangez moins de 3 produits laitiers quotidiens, un supplément de calcium pourrait optimiser la santé de vos os.

La vitamine D a une action complémentaire à celle du calcium pour fortifier vos os. On la trouve dans les œufs et les poissons gras (voir p. 23), aliments recommandés par la méthode 2-4-7. Elle est également fabriquée par la peau sous l'action du soleil. Malgré cette double origine, soleil et alimentation, la vitamine D est la vitamine dont les Français manquent le plus.

Cependant, afin d'éviter une surcharge, ne prenez pas de supplémentation de calcium ou de vitamine D sans en parler à votre médecin : un excès risquerait de générer des calculs du rein.

Le fer

Si vous respectez les quantités minimales proposées pour la viande, la volaille et le poisson, votre apport en fer sera suffisant pour couvrir vos besoins.

Néanmoins, si vous êtes une femme, rappelez-vous qu'environ 20 % des Françaises ont une carence en fer en raison des pertes périodiques de sang qui accompagnent la survenue des règles : cette carence en fer est source de fatigue et d'anémie.

Si vous êtes fatiguée avant même de maigrir, vous êtes vous aussi peut-être carencée : prendre du fer sous la forme d'un complément médicamenteux pendant deux ou trois mois devrait alors améliorer votre forme. Parlez-en à votre médecin : à l'aide d'une analyse de sang, il lui sera possible de vérifier l'état de vos réserves de fer.

CHAPITRE 6

Stabiliser votre nouveau poids

Ça y est ! Vous avez maigri, vous avez même réussi à atteindre le poids que vous vous étiez fixé. Commence alors une autre aventure : celle de la stabilisation de votre nouveau poids.

Pourquoi la stabilisation est-elle une étape délicate ?

La stabilisation est un moment capital : il est relativement facile de perdre du poids, plus difficile de ne pas en reprendre.

Les effets « yo-yo » liés aux régimes déséquilibrés

Comme beaucoup, vous avez sans doute déjà suivi divers régimes, maigri, puis repris les kilos perdus. La reprise de poids est souvent directement liée, ou au moins favorisée, par les caractéristiques du régime en question.

• *Un régime pauvre en protéines* fait « fondre » les muscles et certains organes, d'où une chute accélérée des dépenses d'énergie. Le corps brûle alors nettement moins de calories, et on reprend du poids de façon quasi inéluctable à leur arrêt. C'est le cas, par exemple, des régimes « ananas », « pamplemousse », ou encore « soupe au chou » : les fruits et légumes, c'est nécessaire pour être mince et en bonne santé ; nécessaire mais pas suffisant, car ils ne contiennent aucune protéine.

• *Le jeûne total,* pourtant très à la mode, est le pire des moyens pour maigrir : c'est inefficace sur le poids, car on perd plus de muscles que de graisse ; c'est dangereux pour le cœur, avec un risque d'arrêt cardiaque mortel dès la fin de la première semaine de jeûne (Apfelbaum M., 1987). Le comble de l'arnaque : proposer à prix d'or des cures de jeûne. Et payer une fortune pour… ne rien manger ! C'est encore plus néfaste lorsque randonnées ou exercices sont couplés au jeûne, car les muscles brûlent alors leurs propres substances pour assurer ces activités.

• Lorsqu'ils durent plusieurs mois, *les régimes riches en lipides et pauvres en glucides* conduisent au même phénomène (fonte musculaire), même si c'est à un degré moindre que les régimes pauvres en protéines. De plus, ils augmentent l'attirance pour le gras, d'où une difficulté à stabiliser son poids, car on s'est habitué à des plats trop gras.

• *Les régimes protéinés exclusifs* style régime Dukan n'autorisent sur une longue période ni fruits ni féculents. Bourrés d'interdits, ils conduisent souvent à une telle frustration que, une fois l'objectif atteint et le régime terminé, on est la proie de pulsions alimentaires, avec tendance à se « ruer » sur tout ce qui manquait auparavant.

• *Les régimes compliqués,* qui perturbent trop la vie quotidienne et imposent des contraintes excessives (comme certains régimes protéinés à base de sachets ou certains régimes hypocaloriques) laissent complètement démuni lorsqu'il s'agit de recommencer une vie normale.

Réussir tout en gardant la forme, la santé et le plaisir

Même lorsque l'on a suivi un régime équilibré et sain, on risque de reprendre du poids. Deux facteurs expliquent ce phénomène : l'un est d'ordre métabolique, le second d'ordre comportemental.

• *Le facteur métabolique.* Après avoir perdu du poids, l'organisme brûle moins d'énergie pour la simple raison qu'il a moins de travail à fournir : il brûle moins, car il a un moindre volume de tissus vivants à entretenir ; il brûle également moins, car, ayant moins de kilos à transporter, il a moins d'efforts à fournir lors de la marche, du sport ou des autres activités physiques (Fricker J., 1989). Comme le corps brûle moins d'énergie, on reprend du poids, forcément, à partir du moment où l'on reprend les mêmes habitudes alimentaires que celles qui avaient conduit auparavant à grossir. Après avoir maigri, il convient donc de manger mieux équilibré si on souhaite ne pas regrossir.

• *Le facteur comportemental.* On peut facilement s'imposer des contraintes lorsqu'on voit le poids baisser sur la balance, et lorsque c'est pour une durée limitée. Cela devient nettement plus difficile lorsque c'est pour un résultat mathématiquement nul (maintenir stable son nouveau poids), et pour une longue durée (après avoir maigri, vous souhaitez garder votre nouveau poids toute votre vie…). Après avoir maigri, il convient donc de suivre un projet de stabilisation compatible avec vos goûts et votre mode de vie.

La méthode 2-4-7 répond à ces deux critères. D'une part, elle est particulièrement bien équilibrée de manière à vous sentir tonique et en bonne santé. D'autre part, elle incorpore d'emblée vos principaux aliments « plaisir », et s'adapte à votre vie de tous les jours. Or, lorsque la méthode avec laquelle on a maigri est une méthode à laquelle on adhère, une méthode que l'on apprécie, on stabilise ensuite plus facilement son nouveau poids (Sacks F. M., 2009).

Les comportements qui aident à se stabiliser

Les études scientifiques le démontrent, l'expérience médicale au quotidien le confirme : quelle que soit la méthode choisie pour perdre du poids, vous reprendrez les kilos perdus si vous n'adoptez pas sur le long terme des comportements qui aident à réguler le poids. De nombreuses études scientifiques ont porté sur le sujet.

À la fin des années 1990, R. R. Wing, chercheuse américaine et coordinatrice de l'étude « National Weight Control Registry » (Klem M. I., 1997) a trouvé que, outre le fait de fractionner ses repas (voir p. 43), diverses attitudes favorisaient la stabilisation du nouveau poids après amaigrissement :

– bouger plus souvent (voir p. 128) ;
– consommer plus de légumes ;
– manger moins gras ;
– éviter d'avoir chez soi, sans pour autant diaboliser ni bannir totalement, les aliments riches pour lesquels on ne résiste pas à terminer le paquet quand on commence à en manger. Selon les personnes, ce peut être le paquet de biscuits, le fromage ou encore la baguette de pain ;
– garder un contact avec son thérapeute si on a eu recours à un professionnel pour maigrir. Ce contact peut être rare (tous les trois ou six mois par exemple) et à distance (par téléphone, courrier, fax, e-mail, etc.), mais il reste important.

Plus récemment, j'ai eu l'occasion dans le cadre d'une commission de l'ANSES (Agence nationale de sécurité de l'alimentation, de l'environnement et du travail) de réaliser une synthèse des derniers travaux scientifiques ayant porté sur ce sujet de la stabilisation pondérale après amaigrissement. Les résultats de ces études complètent ceux de la grande enquête de R. R. Wing. On stabilise plus facilement son nouveau poids en prenant les habitudes suivantes :

• Bouger plus souvent (Wing R. R., 2005 ; Anderson J., 2001 ; Harris K., 1994 ; Leser M. S., 2002 ; Elfhag K., 2005 ; Field A. E., 2001 ; Asrup A., 2000 ; Greenberg I., 2009). C'est le facteur le plus souvent retrouvé, et certainement l'un des plus importants. Important mais pas exclusif ; d'autres comportements (voir lignes suivantes) interviennent et peuvent remplacer, ou, mieux, compléter, les bénéfices de l'activité physique.

• Manger régulièrement, chaque jour, des aliments riches en protéines (Clifton P. M., 2008 ; Lejeune M. P., 2005). Ce sont notamment la viande, les volailles, le poisson, les œufs, les produits laitiers, mais aussi les aliments d'origine végétale les plus riches en protéines (pâtes et légumes secs).

• Avoir une alimentation à faible index glycémique (Larsen T. M., 2010), c'est-à-dire privilégier les glucides lents, et éviter les sucres rapides (voir p. 65).

• Modérer les matières grasses (Toubro S., 1995 ; Shick S. M., 1998 ; Leser M. S., 2002 ; McAuley K. A., 2006) dans la préparation des plats (huile, beurre, crème), et surtout éviter ou ne consommer que rarement les aliments gras proposés par l'industrie agroalimentaire (biscuits salés ou sucrés, viennoiseries, certains plats tout préparés, etc.).

• Manger régulièrement des légumes (Leser M. S., 2002), et, ce qui va de pair, faire une cuisine qui ait globalement une densité calorique basse (Rolls B. J., 2005), c'est-à-dire préparer des plats faiblement concentrés en calories (voir p. 119).

• Acquérir une certaine régularité dans ses habitudes alimentaires (Wing R. R., 2005) et manger à sa faim le matin (Elfhag K., 2005).

• Se peser régulièrement (Wing R. R., 2005 ; Harris J. K., 1994).

Si vous souhaitez mettre de votre côté toutes les chances de maigrir puis de ne pas reprendre les kilos perdus, c'est l'ensemble de ces éléments qu'il vous faudra prendre en compte. Dans les pages qui suivent, vous allez découvrir comment la méthode 2-4-7 vous propose de mettre en pratique cette démarche globale.

Rester mince : un nouvel équilibre

Stabiliser son poids, cela ne signifie pas avoir, chaque jour, exactement le même poids sur la balance, mais plutôt laisser osciller son poids à plus ou moins deux kilos autour d'un équilibre. Le sens et l'amplitude de ces oscillations dépendent des événements de votre vie et de leur influence sur votre façon de vous nourrir.

La stabilisation est censée se prolonger… le reste de votre vie ; c'est tout du moins votre nouvel objectif à présent que vous avez atteint *votre* « poids idéal ». Pour vous stabiliser, je vous propose de prendre des habitudes qui, en outre, auront l'intérêt de vous maintenir en forme et en bonne santé. Ce nouvel équilibre alimentaire, vous l'appliquerez d'autant plus aisément qu'il prolongera naturellement celui des étapes 1 et 2.

Prendre de bonnes habitudes pendant que l'on maigrit pour stabiliser ensuite naturellement son nouveau poids

Lorsqu'on maigrit avec une méthode suffisamment souple et agréable pour en prolonger les principes au cours des années qui suivent, on augmente considérablement ses chances de stabiliser ensuite son nouveau poids. C'est le cas avec la méthode 2-4-7, car elle vous apprend à :

1. Être libre de manger à votre faim les légumes, la viande et le poisson et à apprécier régulièrement les féculents ; votre corps apprend ainsi à retrouver puis à écouter ses sensations naturelles de faim et de satiété.
2. Manger des légumes à chaque repas, midi et soir. Ainsi, même lorsque les autres aliments du repas sont riches, les calories sont « diluées », ce qui permet aux mécanismes naturels de régulation de la prise alimentaire et du poids de s'effectuer correctement. Si vous appréciez les légumes, c'est (presque) gagné pour la stabilisation.
3. Modérer la quantité de matières grasses. Vous aurez appris à préparer et à apprécier une nourriture globalement moins grasse qu'auparavant. Votre organisme se sera habitué à manger moins gras. Par goût et par besoin, il vous sera ainsi facile de continuer à manger plus léger qu'avant.
4. Retrouver la confiance en vos capacités à ne pas souffrir de la faim, même après des repas légers, à partir du moment où ceux-ci sont agréables et rassasiants. C'est le cas avec les repas centrés sur la viande ou le poisson et les légumes proposés au cours de l'étape 1 de la méthode 2-4-7. De plus, la présence des collations vous permettra de combler les éventuels petits creux.
5. Ne pas s'imposer d'interdits, mais savoir comment compenser.
6. S'adapter à chaque situation, en famille, chez des amis, au restaurant, etc.

Le matin, quoi manger ?

Le matin, il n'y a pas une seule façon de bien se nourrir, mais plusieurs. Au cours de la stabilisation, vous aurez donc chaque matin le choix entre deux options : prendre un petit déjeuner ou choisir de conserver les collations envisagées avec la méthode 2-4-7.

L'important est de manger le matin à sa faim, et quand on a faim. Ce peut être dans l'heure qui suit son lever, avec un petit déjeuner. Mais vous savez maintenant avec la méthode 2-4-7 que l'on peut également ne pas petit-déjeuner, mais prendre une ou deux collations plus tard dans la matinée.

Vous appréciez le petit déjeuner

Si vous aimez petit-déjeuner, plusieurs conseils pour optimiser ce premier repas de la journée :

• Mangez du pain ou des céréales à votre faim, mais sans la dépasser (selon les jours, un peu, beaucoup ou… pas du tout). Choisissez les variétés riches en glucides lents (voir p. 83). Modérez les quantités de beurre, de miel et de confiture.

• Pour l'effet rassasiant et reconstituant de ses protéines, prenez aussi un laitage (lait, yaourt ou fromage blanc) ou encore un autre aliment riche en protéines comme un œuf ou du jambon. Si vous aimez les fruits le matin, prenez-en un : ses fibres et ses glucides lents facilitent la stabilisation. Mais évitez les jus de fruits (voir p. 154).

• Si vous appréciez un petit déjeuner sans pain à base de fruits (pour les glucides) et d'aliments riches en protéines (laitage, œuf, jambon, saumon fumé, etc.), n'hésitez pas : un tel petit déjeuner est à la fois rassasiant et léger, idéal pour garder la ligne.

• Une bonne idée : varier les petits déjeuners. Par exemple, fruits et yaourts en semaine, tartines de pain le week-end.
• Lorsque, certains jours, vous n'avez pas faim en vous réveillant, ne mangez rien, vous prendrez une collation dans la matinée.

Vous préférez ne pas petit-déjeuner

Si vous n'avez jamais apprécié de prendre un petit déjeuner, ou si la méthode 2-4-7 vous a conduit à préférer le remplacer par une ou deux collations dans la matinée, continuez sur cette voie. N'oubliez pas également de boire, c'est important pour deux raisons : vous réhydrater après le jeûne nocturne ; concourir à vous rassasier. Cela donnerait par exemple, pour une matinée entière :

- un grand verre d'eau en vous levant ;
- une ou plusieurs tasses de thé ou café avant de partir de chez vous ;
- 9 h 30, au bureau : 1 banane, 4 abricots ou 1 pomme avec 1 yaourt, et une boisson chaude ;

Ce que « manger à sa faim » veut dire

« Manger à sa faim » ne signifie pas se « gaver », mais s'en remettre à ses sensations de faim et de satiété. C'est ainsi que vous aurez le plus de chances de maigrir confortablement puis de réussir à vous stabiliser. Écoutez votre corps, faites confiance aux messages qu'il vous enverra. Si certains jours votre appétit est grand, vous mangerez plus ; d'autres jours, vous mangerez moins : votre corps contrôle la situation. Avec ce livre, vous disposez d'une façon de choisir vos aliments et de composer vos repas qui autorise cette liberté et ce respect de vos sensations, sans remettre pour autant en cause votre perte de poids. Mais n'oubliez pas : manger à sa faim sans prendre de poids nécessite de manger lentement. Lorsqu'on mange vite, on risque fort de manger trop.

– dans la matinée, un ou plusieurs verres d'eau ;
– 11 h 30, en cas de petit creux, une collation qui peut être identique à celle de 9 h 30, ou bien basée sur un œuf dur, quelques tomates cerises, ou encore une ou deux tranches de pain de seigle aux noix ;
– 13 heures : déjeuner.

Au déjeuner et dîner, menus variés

• Que ce soit sous la forme d'une salade composée ou d'un plat chaud, en entrée et/ou au plat principal, prenez aux deux repas des légumes (crus et/ou cuits) et des protéines (poisson, volaille, viande ou œuf) : ces deux familles d'aliments sont indispensables pour garder la ligne.

• Selon vos habitudes et votre envie du moment, prenez un plat unique, ou une entrée + un plat principal. Si votre plat principal ne comporte pas de légumes, choisissez une entrée qui en apporte : crudités, salade composée ou potage ; modérez les quantités d'huile de vos vinaigrettes, ou la crème dans le potage. Autre option, une entrée protéinée : saumon fumé, carpaccio, fruits de mer, en évitant le pain si votre repas comporte ensuite un féculent. Ainsi composée de légumes ou de protéines, votre entrée sera à la fois légère et rassasiante.

• Avec le plat principal, adaptez la portion de féculents à votre faim (un peu, beaucoup ou… pas du tout). Faites-les cuire le plus souvent sans matière grasse, ce qui ne vous empêchera pas de déguster frites ou pommes de terre sautées une fois par semaine. N'oubliez pas et appliquez le plus souvent possible la complémentarité entre légumes féculents (voir p. 67) : prenez des féculents non pas à la place mais avec des légumes ; et composez votre assiette de façon que les légumes prennent autant ou plus de place que les féculents. Quitte, lorsque vous avez très faim, à vous resservir de ces deux familles d'aliments.

• Modérez les quantités de beurre, huile ou crème dans l'entrée comme dans le plat principal : apprenez à cuisiner de façon savoureuse avec moins de matières grasses en utilisant les conseils culinaires proposés dans ce livre, et en innovant selon vos idées.

• Si, avec la méthode 2-4-7, vous avez adopté le principe des collations à la place du dessert, ne prenez rien après le plat principal. Sinon, choisissez plus souvent un yaourt que du fromage, un fruit plus souvent qu'une pâtisserie. Rappelez-vous également que le produit laitier comme le dessert ne sont pas nécessaires pour qu'un repas soit équilibré : là aussi, suivez votre faim et vos envies du moment. Autre option, le carré de chocolat à midi avec le café, ou le soir avec la tisane. Et si vous aimez les pâtisseries, « succombez » une ou deux fois par semaine en privilégiant les moins grasses (voir p. 92).

Le pain se rapproche de la famille des féculents, mais il est moins hydraté et donc plus riche en calories. 40 à 60 g de pain (soit 2 tranches ou un quart de baguette) équivaut à 100 g de féculents (pesés après cuisson).

• Lorsque votre repas comporte des féculents, évitez le pain, et inversement. C'est féculent ou pain, mais pas les deux au même repas – tout du moins, pas trop souvent... Quand vous en prenez, choisissez un pain dense et compact comme le pain de seigle, le pain aux céréales, ou encore le pain (ou la baguette) au levain (voir p. 83).

• Eau minérale ou eau du robinet ? Eau plate ou eau gazeuse ? Peu importe, choisissez l'eau que vous aimez. Évitez boissons sucrées (sodas, limonades, sirops, etc.), boissons light ainsi que jus de fruits (voir p. 134). Si vous l'appréciez, prenez du vin, mais ne dépassez pas, toutes boissons alcoolisées comprises, 3 verres par jour pour un homme et 2 pour une femme.

Pour les petites faims entre les repas

Après avoir lu puis appliqué la méthode 2-4-7, les collations n'auront plus de secret pour vous. Si, pour maigrir, vous avez apprécié d'en prendre à certains moments de la journée et, parallèlement, de manger moins au repas, continuez : ce mode de fonctionnement vous aidera à rester mince (Backman J. L., 2011).

Pour qu'ils vous rassasient sans danger pour la ligne, choisissez des en-cas riches en fibres et/ou en protéines (voir p. 43 à 60). Et ne confondez pas collations et grignotages. On consomme une collation à un moment précis de la journée (précis, mais qui peut varier d'un jour à l'autre) et parce qu'on a faim, tandis qu'on grignote sans faim… et sans fin.

Écouter son corps

La souplesse de la méthode 2-4-7 vous aura permis de maigrir tout en conservant ou en retrouvant vos sensations de faim et de satiété. Restez à l'écoute de votre corps : mangez lorsque vous avez faim, arrêtez-vous lorsque vous vous sentez rassasié. Vous observerez que la faim augmente le plaisir à manger et que, à l'inverse, le plaisir disparaît lorsque l'on est rassasié : pourquoi, alors, continuer à manger alors que l'on n'a plus faim ? Ne terminez pas votre assiette par habitude ou par inadvertance, arrêtez de manger dès que vous vous sentirez rassasié. Dans le cas contraire, vous mangeriez sans plaisir, mais prendriez du poids sans aucun doute.

Pourquoi et comment faire confiance à son corps ?

Présent dans une région du cerveau dénommée « hypothalamus », le centre de la faim adapte notre appétit à nos besoins. Il induit la faim lorsqu'on manque d'énergie, puis le rassasiement lorsqu'on a assez mangé. Mais le centre de la faim se dérègle en sept circonstances :

1. Lorsque les calories sont « bues » : sodas, sirops, jus de fruits, thé glacé et toutes les autres boissons sucrées.
2. Lorsque l'alimentation est trop concentrée en calories (Kant A. K., 2000 ; Rolls B. J., 2005) : d'où l'intérêt de modérer le sucre et les quantités de matières grasses (aliments les plus concentrés) et d'inclure à chaque repas des légumes (aliments les moins concentrés).
3. Lorsque les glucides sont trop vite assimilés, d'où l'importance du choix du pain et des céréales du petit déjeuner (voir p. 65) et de la présence des légumes et/ou des fruits (leurs fibres ralentissent l'assimilation du repas).
4. Lorsqu'on est trop sédentaire (voir p. 128).
5. Lorsqu'on mange trop vite, on ressent moins bien les sensations de faim et on mange trop. L'organisme perd alors ses capacités à adapter les prises de nourriture à ses besoins, et on grossit plus facilement.
6. Lorsqu'on mange trop souvent en réponse aux émotions ou au stress (voir p. 129).
7. Lorsqu'on prend ses repas devant la télévision, on risque de ne plus entendre l'estomac qui dit « stop ». On mange plus vite, trop, et, au bout du compte, on prend du poids. Pour éviter cela, éteignez la télévision quand vous mangez. Autre option, si vous ne pouvez faire autrement, prenez votre repas devant la télévision, mais prenez aussi quelques précautions :
   - servez-vous à la cuisine, et ne mettez ni le plat ni la corbeille de pain près de vous sur la table ; vous éviterez ainsi de vous resservir devant l'écran par distraction plus que par faim ;
   - mangez doucement et restez attentif à vos sensations de faim et rassasiement ; l'objectif est de vous arrêter de manger dès que vous n'aurez plus faim.

Je ne me culpabilise pas, mais je compense

Que l'on cherche à maigrir ou à se stabiliser, il est souhaitable de se fixer un objectif, puis de se donner les moyens d'y parvenir. Il est tout aussi important de ne pas considérer la partie comme perdue lorsqu'on s'écarte du chemin prévu : les écarts, les « transgressions » font partie de la vie, parfois de notre plaisir et même de notre équilibre. Il est évident que vous ne pourrez pas suivre à la lettre et chaque jour mes conseils, que ce soit au cours des étapes 1 et 2 de la méthode 2-4-7, ou dans la phase de stabilisation.

L'important n'est pas ce qui se passe sur une journée, ni même sur un week-end ou une semaine, mais votre parcours sur plusieurs mois. Grâce aux habitudes prises avec la méthode 2-4-7, il est probable que, lors de la phase de stabilisation, votre corps rectifie de lui-même le tir après des excès de table, comme le fait l'organisme des personnes qui n'ont jamais eu de problèmes de poids. Vous aurez alors

Pressé d'effacer un écart copieux ?

Tournez-vous vers la phase d'accélération, la « méthode 2-4 », (voir p. 106), c'est-à-dire 2 repas principaux + 4 collations, mais ni féculent, ni vin, ni chocolat.

- Une journée de ce type suffit pour effacer les effets « grossissants » d'un repas très copieux ; par exemple le lundi, au lendemain d'un déjeuner dominical festif.
- Si vous avez gardé plus d'un kilo d'un week-end, de vos vacances ou de toute autre période, suivez cette formule « accélérateur » pendant quelques jours voire une ou deux semaines, afin de retrouver au plus tôt le poids où vous vous sentez bien.

naturellement moins faim au cours des quelques jours qui suivront le repas festif, vous mangerez spontanément un peu moins que d'habitude, et reperdrez ainsi le ou les 2 kilos pris.

Je me pèse une fois par semaine

Tant que l'on maigrit, il n'est pas indispensable de se peser régulièrement : on ressent la perte de poids dans ses vêtements. En revanche, lorsque vous aurez atteint *votre* poids d'équilibre et souhaiterez vous stabiliser, montez sur la balance une fois par semaine. Cela évitera que vous ne preniez du poids sans même vous en rendre compte.

Les oscillations du poids inférieures à 1 kilo n'ont pas de signification particulière ; vous n'avez donc pas à vous en soucier. En effet, le poids n'est pas une valeur fixe établie une fois pour toutes. Il est normal que, selon les jours, il varie en plus ou en moins de quelques centaines de grammes, voire d'un kilo, autour de votre poids d'équilibre. Plusieurs causes expliquent ce phénomène : la vitesse du transit intestinal, le stress ou la chaleur (sources de rétention d'eau), ainsi que, chez la femme, le cycle hormonal.

En revanche, lorsque le poids sur la balance dépasse de 2 kilos ou plus le poids que vous souhaitiez conserver, il vous faut réagir vite, sous peine de vous retrouver avec 5 kilos en plus au bout de quelques semaines. Deux-trois journées de la phase « d'accélération » (voir p. 106) ou une à deux semaines de l'étape 1 vous y aideront.

Enfin, les prises de poids intermédiaires, comprises entre 1 et 2 kilos, sont à considérer comme un signal d'alarme. Relisez les principes de stabilisation, faites un peu plus attention à votre nourriture, et tout devrait rentrer dans l'ordre.

Marche, vélo, sport : je bouge plus souvent

Changer sa façon de manger est souvent nécessaire à qui veut maigrir, mais pas toujours suffisant pour qui veut stabiliser son poids. Pour maintenir facilement votre nouveau poids, il est important que vous bougiez régulièrement.

On savait que l'activité physique était primordiale pour la santé. On sait à présent qu'elle est également fondamentale pour éviter de prendre du poids : l'excès de sédentarité constitue l'une des principales causes de prise de poids, notamment après avoir maigri.

Le sport, mode d'emploi

Si vous voulez stabiliser votre nouveau poids, il est important que vous bougiez votre corps. Mais ne vous sentez pas pour autant obligé de devenir un athlète : 3 heures de sport par semaine suffisent. Il est préférable de ne pas grouper cette durée sur le même jour, mais plutôt de le répartir en trois à sept séances hebdomadaires : par exemple, une demi-heure chaque matin, ou 1 heure trois fois par semaine. Avec le sport comme pour la nourriture, mieux vaut fractionner que tout grouper au même moment.

Peu importe le sport pour lequel vous opterez, il vous aidera. Pour bien choisir, deux éléments sont primordiaux afin de prolonger votre entraînement au-delà de l'enthousiasme inaugural :

- choisissez un sport que vous appréciez ;
- choisissez un sport pour lequel l'accès aux installations est aisé : si vous deviez perdre une heure dans les transports pour aller à la piscine ou dans une salle de

gymnastique, vous n'auriez sans doute pas le courage de continuer longtemps.

Comment faire de l'exercice sans faire de sport

Si vous ne vous sentez pas l'âme sportive, d'autres moyens existent pour lutter contre la sédentarité. L'activité quotidienne comme la marche, la montée des escaliers, le jardinage, le vélo à petite allure ou même le ménage sont tout aussi utiles à qui veut stabiliser son poids. Ou encore, plus *fun*, la danse. Mais il convient d'y consacrer deux fois plus de temps que les 3 heures proposées pour le sport, soit environ 1 heure d'activité légère chaque jour.

1 heure de marche ou d'activité légère = 1/2 heure de sport

Fort heureusement, ce sont ces mêmes durées (3 heures de sport par semaine ou 1 heure d'activité légère par jour) qui assurent une longévité optimale. Ligne et santé, vous gagnez donc sur les deux tableaux.

Bien dans ma tête

Manger constitue souvent un remède contre le stress, l'ennui ou la déprime. Certains vont prendre des repas plus copieux, ou manger plus vite ; d'autres se mettent à grignoter. Or, lorsque l'on répond à ses émotions par la prise de nourriture, on augmente ses risques de prendre, ou de reprendre, du poids (Harris J. K., 1994).

Si vous avez du mal à maîtriser l'une de ces dimensions « psychologiques », que la nourriture constitue trop souvent pour vous une réponse à un mal-être, pourquoi ne pas envisager une psychothérapie ? Selon les cas, celle-ci peut se dérouler avec votre médecin traitant, un médecin nutritionniste, un psychologue, un psychiatre voire un psychanalyste (Wadden T. A., 1995).

Pour être bien dans votre tête, maigrissez relax

Si vous avez du mal à contrôler votre poids, si la lutte contre les kilos est devenue un combat incessant, vous avez besoin de repères pour bien vous nourrir et contrôler votre poids. Mais ces repères ne doivent pas constituer un dogme, ce sont eux qui sont à votre service (vous aider à maigrir puis à stabiliser votre nouveau poids) et non le contraire : par souci de réalisme, par besoin de fantaisie, ils sont faits pour être enfreints de temps à autre ; par souci d'efficacité, ils se doivent de correspondre à une réalité, et donc s'avérer souples et modulables, pour respecter votre métabolisme, vos goûts et votre mode de vie. Avec ce livre, je vous propose des repères et non des lois : sachez les adapter avec souplesse à votre quotidien, plutôt que les suivre de façon rigide.

TROISIÈME PARTIE

Boire et manger, cuisiner, sortir : ligne et santé au quotidien

CHAPITRE 7

Les boissons : quoi, combien, quand ?

Quelle que soit la vitesse à laquelle vous souhaitez maigrir, le choix de vos boissons a son importance. Il en ira de même au cours de la stabilisation. Les conseils qui suivent vous aideront tout au long de votre parcours.

Toutes boissons confondues, buvez au moins un litre et demi par jour, pour nettoyer votre organisme et avoir une meilleure sensation de satiété. Si vous avez particulièrement soif, vous pouvez bien sûr boire plus. En fait, buvez à volonté, mais pas moins que ce litre et demi quotidien.

Selon votre convenance, buvez aux repas et/ou entre les repas, cela n'a pas grande importance. Contrairement à une idée reçue, boire pendant les repas ne ralentit pas l'amaigrissement. Boire concourt à calmer l'appétit et permet, lorsqu'on est un peu nerveux à table, de se donner une contenance sans avoir besoin de grignoter. Au restaurant, par exemple, en attendant l'entrée ou entre deux plats, buvez un (ou plusieurs) verre d'eau pétillante (voir p. 163), plutôt que de vous ruer sur le pain.

De l'eau, à volonté

L'eau est la seule boisson indispensable. Qu'il s'agisse d'eau du robinet ou d'une eau minérale, ce devrait être votre boisson de base. Buvez-en aux repas et entre les repas.

Les eaux pétillantes rassasient mieux que l'eau plate, en raison de l'effet des bulles sur les parois de l'estomac ; de plus, elles procurent plus de saveurs en bouche qu'une eau plate. Elles sont rassasiantes et goûteuses, deux caractéristiques qui en font la boisson idéale pour éviter de grignoter du pain au restaurant en attendant les plats, ou pour ne pas tomber dans les biscuits salés à l'occasion d'un cocktail. Contrairement à une idée reçue, l'eau pétillante est votre alliée dans votre combat contre les kilos (voir p. 163). De plus, qu'elle soit plate ou pétillante, boire de l'eau régulièrement concourt même à protéger le cœur (voir p. 164).

Sodas et boissons sucrées

Évitez les sodas et toutes les boissons sucrées, qu'elles soient gazeuses ou plates. Ces boissons font incontestablement grossir. D'après les chercheurs américains, au moins 20 % de l'épidémie d'obésité observée aux États-Unis depuis 1997 est explicable par la consommation de ces boissons (Woodward-Lopez G., 2011). Lorsqu'on sait qu'en Amérique deux tiers de la population est obèse ou en surpoids, on comprend mieux l'ampleur des dégâts. De même, en Grande-Bretagne, il a été montré qu'à chaque verre de soda bu quotidiennement correspond, chez l'enfant, un risque accru de 60 % de devenir obèse dans les années qui suivent. Un verre de coca, bonjour les dégâts !

Scandale !

Il est paradoxal, pour ne pas dire scandaleux, que les jeux Olympiques n'hésitent pas à accepter comme sponsor principal les grandes marques de sodas. De même, les joueurs de l'équipe de France de football vendent leur image (et celle de l'équipe nationale) à certaines boissons sucrées. Quand on connaît l'impact du monde du sport sur les jeunes, on frémit d'avance : demain, tous obèses ?

Jus de fruits et smoothies

Les jus de fruits ont un inconvénient commun avec les sodas : même « sans sucre ajouté », ils sont aussi riches en calories que les sodas en raison du fructose du fruit qu'ils concentrent. Surtout, à la différence des fruits, ils calment mal la faim en raison de leur texture liquide. Il en résulte que leur consommation favorise la prise de poids. Cette propriété concerne tous les jus de fruits du commerce, qu'ils soient ou non « 100 % jus de fruits », mais également les fruits pressés par vos soins. Quant aux smoothies, il est également préférable de les éviter (voir p. 172). Si vous cherchez à maigrir, considérez que les fruits sont faits pour être « mangés » et non pour être « bus ».

Boissons à éviter	
Types de boissons	**Noms de marques**
Sodas au cola	Coca-Cola, Pepsi-Cola, Stand Up Cola, Sao Cola, etc.
Sodas aux fruits, limonades	Orangina, Fanta, Brut de pomme, Sprite, Schweppes, Liptonic, Gini, Ricqlès, Canada Dry, Seven Up, etc.
Boissons plates aromatisées aux fruits (20 % de fruits)	Oasis, Banga, Tropico, etc.

Boissons à éviter	
Types de boissons	**Noms de marques**
Nectars de fruits (minimum 45 % de fruits)	Joker, Fruité, Cidou, Kergal, Goa, Granini, Pampryl, etc.
Jus de fruits à base de jus de fruits concentrés	Kergal, Minute Maid, Fruité, Goa, Carmina, Norky, etc.
100 % pur jus de fruits	Tropicana, Teisseire, Cidou, Joker, Tropical Sun, Pampryl, Granini, etc.
Boissons aromatisées au thé	Ice Tea (Lipton), Nestea, Java, Iced Tea (Auchan), etc.
Sirops de fruits	Teisseire, Sirolo, Sirop Sport, Sirop Frutile, Java, Moulin de Valdonne, etc.

Boissons light, dangers cachés

Contrairement à leurs grandes sœurs, très sucrées, citées plus haut, les boissons « light » sont peu caloriques en raison du remplacement du sucre par un édulcorant ou un mélange d'édulcorants. Ces édulcorants sont pratiquement dépourvus de calories, ce qui apparemment les rend inoffensifs pour vos kilos. À la longue, les boissons light font cependant prendre du poids par divers mécanismes (voir p. 160).

Si vous ne pouvez pas vous passer de sodas ou de boissons à la saveur sucrée, il vaudra mieux, pour votre ligne, boire une boisson light qu'une boisson sucrée. Mais n'en abusez pas : contentez-vous d'un ou deux verres par jour ou d'une canette, voire le double à l'occasion d'une soirée. Sachez surtout apprécier l'eau (plate ou gazeuse) ainsi que les boissons ayant une autre saveur que la saveur sucrée, notamment le thé et le café.

Eaux aromatisées, avec discernement

Les eaux aromatisées sont des eaux minérales dans lesquelles on a ajouté des extraits de plantes (en général de la menthe, du citron ou de l'orange) mais, généralement, sans sucre. L'apport calorique est alors totalement négligeable, et ces boissons ne vous feront pas grossir. Si vous les appréciez, prenez-en entre les repas, par exemple vers 11 heures, 17 heures ou à l'heure de l'apéritif, mais pendant les repas préférez l'eau « nature », non parfumée. En effet, pour que votre organisme régule au mieux les choix et les quantités de nourriture consommée pendant les repas, il est préférable que l'eau ait une saveur neutre.

Plusieurs eaux minérales proposent des eaux aromatisées :

- eaux plates : Volvic (menthe, citron, orange) ;
- eaux gazeuses : Badoit (menthe, citron), Perrier (citron jaune, citron vert), Salvetat (citron, orange).

Certaines eaux aromatisées sont sucrées. C'est le cas des eaux parfumées à la pêche ou au thé (Volvic au thé). Même si c'est à une concentration moindre que les sodas, ces boissons ont, elles aussi, l'inconvénient d'apporter du sucre sous une forme liquide – et ainsi de faire grossir. Donc, à éviter !

Thés et tisanes, sans hésitation

C'est volontairement que je parle de thés et de tisanes au pluriel, car l'un des intérêts de ces boissons tient à la diversité de leurs saveurs : il existe un grand nombre de thés, de quoi satisfaire chacun d'entre vous, depuis un thé classique comme le Darjeeling, le Ceylan ou le thé vert, jusqu'aux thés parfumés à la vanille, au caramel ou aux extraits de fruits. De même, qu'elles soient traditionnelles ou industrielles, le nombre de tisanes a de quoi impressionner celui qui souhaiterait les goûter toutes.

L'intérêt de ces boissons se situe à plusieurs niveaux :

• La *saveur* : si vous les appréciez, profitez de leur diversité pour varier les plaisirs.

• Le *cérémonial* qui sied à leur préparation puis à leur consommation : faites chauffer de l'eau, puis versez-la dans une théière sur votre sachet de thé ou de tisane (ou, mieux, sur du thé ou de la tisane achetés en vrac, souvent plus savoureux). Après quelques minutes d'infusion, dégustez votre thé ou votre tisane dans une jolie tasse ; selon vos goûts, ajoutez-y ou non un nuage de lait ou quelques gouttes de citron. Tant la préparation que la dégustation ont un effet apaisant par eux-mêmes. C'est souvent utile aux heures où l'on mange plus par stress, par énervement ou par ennui que par réelle sensation de faim, notamment en début ou en fin de soirée.

• Leurs *atouts santé* : on a longtemps prêté certaines vertus spécifiques aux tisanes, comme celle d'aider à un meilleur transit ou de procurer un effet calmant avant la nuit. Mais on découvre maintenant, avec des données tout à fait scientifiques, les effets protecteurs du thé (riche en tanins) vis-à-vis de certains cancers (comme celui de la prostate) ou encore des maladies cardio-vasculaires. Le thé vert est particulièrement riche en tanins, mais le thé noir (fermenté) n'en est pas dépourvu : choisissez donc votre thé selon votre goût.

Aussi, n'hésitez pas à boire des thés et des tisanes, que ce soit au petit déjeuner, dans la matinée, dans l'après-midi ou le soir après le dîner, avec un bon livre ou en regardant la télévision. Pour que cette pratique vous aide à maigrir puis à garder la ligne, consommez-les sans sucre ; si vous avez du mal à apprécier le thé ou la tisane sans saveur sucrée, deux solutions s'offrent à vous :

– la première, que je vous conseille : changez de variété de thé ou de tisane, essayez d'autres produits, optez pour les thés ou tisanes vendus en boîte ou en « vrac » dans les magasins spécialisés (souvent nettement plus savoureux que les sachets), sortez des sentiers battus. Il est probable qu'une saveur plus marquée et plus agréable vous satisfasse suffisamment pour ne pas avoir besoin d'être sucrée ;
– la seconde solution : mettre un édulcorant. Ce sera mieux pour votre ligne qu'avec du sucre, mais moins bien que sans sucre ni édulcorant. Réduisez progressivement la quantité d'édulcorant pour, au final, vous passer totalement de la saveur sucrée dans le thé, les infusions ou le café.

Enfin, sachez que les boissons aromatisées au thé comme l'Ice Tea ont une teneur en sucre voisine de celle des sodas, et favorisent la prise de poids. À éviter donc, si vous souhaitez mincir ou rester mince.

Oui au café, pour le plaisir

Contrairement à une idée reçue, boire du café n'est pas incompatible avec un projet d'amaigrissement. Le café (non sucré) ne fait pas grossir. Certes il entraîne une petite sécrétion d'insuline par le pancréas, mais celle-ci est compensée par une augmentation des dépenses d'énergie : il fait brûler plus de calories par l'organisme. Si vous l'appréciez, ne vous en privez pas.

Comme pour le thé ou la tisane, choisissez une variété de café de qualité, afin d'en tirer le maximum de plaisir et qu'il soit suffisamment savoureux pour être consommé sans sucre ni édulcorant. Si cette dernière option vous paraît trop difficile, prenez-le avec un édulcorant.

Le café accélère le rythme du cœur ; ce phénomène n'est pas gênant pour la plupart d'entre vous. Cependant, si vous êtes hypertendu ou si vous avez des troubles du rythme cardiaque, vous avez intérêt à ne pas en abuser : contentez-vous de deux ou trois cafés par jour ou, autre solution, tournez-vous vers le café décaféiné. Le même conseil s'adresse à ceux que le café empêche de dormir.

Jus de tomate et citron pressé, des vertus non caloriques

À la différence des autres jus de fruits, le jus de tomate et le citron pressé sont peu caloriques. Ils constituent donc une boisson agréable lorsqu'on souhaite boire autre chose que de l'eau, notamment à l'heure de l'apéritif. De plus, ils ont chacun des vertus nutritionnelles.

À l'instar des tomates fraîches ou des tomates cuites, le jus de tomate participe à la prévention des maladies cardiovasculaires dont sont relativement protégés les grands consommateurs de tomates. Selon vos goûts, n'hésitez pas à l'agrémenter de Tabasco (quelques gouttes de sauce au piment), mais n'abusez pas de sel de céleri.

Le citron pressé est riche en vitamine C mais, à la différence de l'orange ou du pamplemousse pressé, il apporte très peu de fructose. Pour compenser sa saveur acide, il est indispensable de l'allonger avec de l'eau. Si cela ne suffit pas, sucrez-le avec un édulcorant, mais évitez le sucre.

Les boissons alcoolisées

L'alcool n'est pas nécessaire à l'équilibre nutritionnel ; notre organisme s'en passe parfaitement bien. Consommé en excès, il est source de nombreux problèmes médicaux (cirrhose du foie, troubles nerveux et psychiatriques, cancers, dénutrition, etc.), professionnels ou sociaux (accidents de la circulation ou du travail). Ces risques apparaissent dès que la consommation quotidienne dépasse 35 g d'alcool par jour chez l'homme, 24 g chez la femme, soit respectivement l'équivalent en alcool d'un tiers et d'un quart de litre de vin. Pour calculer la quantité d'alcool de vos boissons, il faut disposer du degré de la boisson et du volume de votre verre.

$$\text{Quantité d'alcool en grammes} = \frac{\text{degré d'alccol} \times 0{,}8 \times \text{volume en centilitres}}{10}$$

1 verre, 10-12 cl de vin, est équivalent à
2 verres et demi de 10 cl de cidre à 5°.
1 demi (25 cl) de bière à 5°.
1 flûte de champagne.
1 verre de 5 cl de porto ou autre vin cuit.
1 verre de 2,5 cl de whisky.
1 verre de 2,5 cl d'eau-de-vie.

D'après Schlienger, 1991.

L'importance du contenu calorique de l'alcool (7 calories par gramme) contraste avec ses effets relativement limités sur la corpulence. Tout se passe comme si les calories apportées par l'alcool ne pouvaient être utilisées ni pour le travail des muscles ni pour le stockage des graisses : la molécule d'alcool serait brûlée par ce que les physiologistes nomment des « cycles futiles », c'est-à-dire des réactions métaboliques utilisant des calories sans en garder d'autre bénéfice en termes de stockage énergétique pour la cellule. Cependant, lorsqu'on boit de l'alcool, on réduit la quantité de graisses brûlées par l'organisme : un excès d'alcool peut donc favoriser le stockage de tissu adipeux et la prise de poids, en particulier lorsque la nourriture est grasse.

Le vin, avec modération

Dès l'étape 1, la méthode 2-4-7 propose aux amateurs de continuer à boire un peu de vin, sans dépasser une bouteille de 75 cl par semaine, soit un verre de 12 cl six jours sur sept. Au cours de la stabilisation, il est possible de passer à deux verres quotidiens. Mais attention, dès que l'on dépasse cette quantité moyenne de deux verres par jour (trois chez l'homme, qui métabolise plus vite l'alcool que la femme), les risques pour la santé existent bel et bien (voir plus haut).

Les autres boissons alcoolisées : faites le bon choix

Que faut-il penser des autres boissons alcoolisées ? Il vous est possible de remplacer le verre de vin par une autre boisson alcoolisée, en respectant les équivalences en ce qui concerne la quantité d'alcool (voir encadré p. 141). Mais évitez les mélanges sucre-alcool, présents dans la bière, les vins cuits ainsi que dans les cocktails alcoolisés sucrés. En effet, le mélange sucre-alcool a un puissant effet sur le pancréas, qui se met alors à fabriquer de grandes quantités d'insuline. Cette hormone favorisant le stockage de graisse, on comprend mieux pourquoi les grands amateurs de bière ont souvent du ventre.

Produite avec des ingrédients de qualité (orge, houblon, etc.), la bière est une boisson riche en vitamines B et plus faiblement alcoolisée que le vin. Même si c'est de façon moins nette que le vin (voir p. 73), la bière a probablement elle aussi un effet protecteur sur le cœur par son action au niveau du bon cholestérol. Cependant, je vous recommande de l'éviter si vous souhaitez maigrir : en effet, outre sa composition en alcool, elle est relativement riche en sucre, la conjonction des deux n'étant pas favorable à une combustion rapide de vos graisses.

À l'heure de l'apéritif, vous pouvez remplacer le verre de vin par :

- une coupe de champagne (champagne brut, car peu sucré) ;
- ou un doigt (horizontal et non vertical !) d'un alcool plus fort non sucré, pastis, vodka, whisky, rhum ou gin par exemple.

Si vous concoctez des cocktails, n'associez pas sucre et alcool : évitez la vodka-orange, le whisky-Coca ou le gin-tonic sauf si le soda est « light » ; vous pouvez prendre, par exemple, un Coca-Cola light avec un doigt de whisky ou encore du Schweppes light avec un doigt de gin. Les vins cuits, tels le porto ou le Martini, sont eux aussi riches à la fois en alcool et en sucre ; il vaudra mieux vous en passer.

Boire entre amis

Si vous appréciez avant tout de boire de l'alcool les week-ends ou lors de moments festifs avec des amis ou en famille, vous pouvez grouper votre consommation d'alcool sur deux ou trois occasions par semaine, sans pour autant dépasser trois verres de boisson alcoolisée pour une seule journée. Dans ce cas, vous prendrez, par exemple, une coupe de champagne ou un whisky en apéritif puis deux verres de vin au repas, puis éviterez ensuite toute boisson alcoolisée pendant trois jours. Et ne prenez pas le volant dans les heures qui suivent le repas arrosé…

Comment boire au mieux pour maigrir puis rester mince (et pour optimiser votre santé)

Boissons	Combien	À quels moments
Eau **– du robinet ou en bouteille** **– plate ou gazeuse**	Selon votre soif (et si possible au moins 1 litre par jour).	Pendant et entre les repas.
Sodas et autres boissons sucrées[1], jus de fruits, fruits pressés	À éviter. Pour votre poids, le moins sera le mieux.	
Boissons light	Éviter de dépasser un verre par jour.	Entre les repas.
Eaux aromatisées	Selon votre soif.	Entre les repas.
Thés et tisanes	Selon votre soif et votre plaisir, mais sans sucre.	Au petit déjeuner, dans la matinée, à l'heure du thé, après le dîner…
Café	Selon votre plaisir, mais sans sucre.	Au petit déjeuner, en fin de repas, entre les repas.
Jus de tomate, citron pressé	Selon votre plaisir, un ou deux verres par jour.	À l'heure de l'apéritif, dans la matinée ou dans l'après-midi.
Vin, champagne brut	Éviter de dépasser quotidiennement deux verres (25 cl en tout)[2].	Pendant les repas ou à l'heure de l'apéritif.

1. Voir également tableau p. 135-136.
2. Au cours de l'étape 1 de la méthode 2-4-7, vous ne dépasserez pas une bouteille de 75 cl par semaine, soit un verre par jour, 6 jours par semaine.

Boissons	Combien	À quels moments
Bière, cidre	À éviter.	
Vodka, whisky, gin, pastis	Ne pas dépasser un « doigt » par jour (réduire parallèlement les quantités de vin).	À l'heure de l'apéritif. Ne pas associer avec un soda sucré ou avec un jus de fruit.
Porto et autre vins cuits	À éviter.	

CHAPITRE 8

Attitudes, habitudes, aliments : vrais alliés ou faux amis ?

Pour maigrir, « il faut manger comme ci et pas comme ça », « il faut manger tel aliment, éviter tel autre », « jamais de bananes, trop riches, ni d'œufs, pour le cholestérol »... Certaines attitudes, certains aliments sont montrés du doigt comme « grossissants » ; à l'inverse, d'autres sont considérés comme des alliés pour garder la ligne. Au-delà des apparences, qu'en est-il vraiment ?

10 « minceur attitudes »... et autant d'idées reçues !

Vous avez sûrement parmi vos connaissances un parent, un médecin ou une bonne amie qui vous a dit « Voyons, c'est normal que tu prennes du poids puisque tu fais *comme ci* » ; ou encore « Pour maigrir, c'est très simple, tu manges *comme ça*, et tu perds tes kilos ».

Dans les pages qui suivent, vous comprendrez que ces « bons conseils » ne sont souvent que des idées reçues, sources de contraintes inutiles. Le proverbe ne nous dit-il pas que « l'enfer est pavé de bonnes intentions » ? Ne vous croyez pas obligés de suivre ces avis, même lorsqu'ils vous sont donnés avec les meilleures intentions du monde.

Idée reçue n° 1 : Manger chaque jour une même quantité d'aliments

La plupart des régimes vous recommandent de manger chaque jour une quantité fixe de nourriture. Or vos envies comme vos besoins varient d'un jour à l'autre. Et l'expérience montre que l'on maigrit parfaitement bien en mangeant certains jours modérément, d'autres jours beaucoup, d'autres enfin très peu. L'important est de répondre aux besoins de son corps en se mettant à l'écoute de son appétit : n'hésitez pas à modifier l'abondance de vos repas d'un jour à l'autre.

On appelle « nutriments » les éléments nutritifs, utiles pour le corps, contenus dans les aliments. Pour la plupart des nutriments (les glucides, les lipides, certains minéraux et vitamines), l'organisme contient des réserves.

En revanche, le corps ne dispose pas de réserves suffisantes en eau et en protéines : chaque jour, il faut boire, bien sûr, mais également consommer des aliments riches en protéines : poissons, volailles, viandes, œufs ou produits laitiers. En leur absence, l'organisme s'étiole et se fatigue, les muscles ont tendance à fondre. Par ailleurs, pour être plus en forme et mieux rassasié, on a besoin de fruits et de légumes.

Avec la méthode 2-4-7, vous assurez au quotidien les besoins de votre organisme, tout en restant libre de manger plus copieux certains jours que d'autres.

Vous mangerez chaque jour légumes, fruits et aliments riches en protéines. En revanche, pour les autres aliments, c'est vous qui décidez la façon de les répartir sur la semaine selon vos envies, votre faim et votre mode de vie.

Idée reçue n° 2 :
Ne jamais sauter un repas

Sauter un repas, certains pensent que c'est une formule magique pour maigrir, car ils espèrent ainsi réduire leur apport calorique de la journée. À l'inverse, pour d'autres, c'est une ineptie, la reprise de poids assurée. Ces derniers font valoir qu'ensuite le corps se venge en faisant des réserves de graisse. En fait, tout dépend du contexte.

Si, espérant ainsi maigrir plus vite, il vous arrive souvent de sauter un repas alors même que vous avez faim, attention à la déconvenue ! Dans les heures qui suivent, vous risquez d'être débordé par une fringale et de vous ruer vers le chocolat, le pain ou le fromage ; autre risque, prendre des portions pantagruéliques au repas qui suit. Il en résulterait un effet boomerang sur le poids.

En revanche, sauter un repas alors qu'on n'a pas faim (par exemple un dimanche soir après un déjeuner dominical très copieux) ne pose pas de problème. Ce n'est que l'expression d'une bonne régulation de l'appétit.

Quelquefois, c'est par manque de temps que l'on saute un repas, par exemple en voyage, au bureau ou à l'occasion d'une réunion de travail. Dans ce cas, comme dans les autres, pas de panique. Prévoyez une collation simple, rassasiante et légère pour l'après-midi, comme un pain au lait, un petit pain de seigle aux noix ou aux raisins, une banane, une pomme et deux carrés de chocolat, un œuf dur, du surimi, etc.

Manger lentement : une vraie bonne idée !

Les personnes obèses mangent généralement plus et plus vite que les personnes minces. De même, les Américains mangent plus vite et passent moins de temps à table que les Français ; cela ne les empêche pas de manger plus (même si c'est en moins de temps) et d'être plus gros. Car, quand on mange trop vite, le corps a du mal à se sentir rassasié.

Aussi, pour maigrir, mangez lentement ! Plutôt que d'avaler tout rond, mastiquez ! Sinon, vous mangerez trop, c'est-à-dire plus que les besoins de votre corps, et vous prendrez du poids.

Par ailleurs, manger lentement vous permettra de mieux parler avec vos convives et de mieux profiter de la saveur des aliments. Enfin, vous digérerez mieux votre repas et aurez moins de risques de vous sentir ballonné.

Pour parvenir à manger plus lentement, posez vos couverts entre deux bouchées ; prenez conscience de l'odeur et du goût des aliments, appréciez ce que vous mangez. Comment prendre plaisir à un repas si on l'avale trop vite ? Plaisir qui passe aussi par une table bien dressée et une ambiance agréable.

Enfin, faites attention à la télévision. Lorsqu'on prend son déjeuner ou son dîner en regardant la télévision, l'esprit est accaparé par le petit écran ; les messages de l'estomac signalant au cerveau qu'on est rassasié ont alors plus de mal à se faire entendre : on mange plus que ses besoins. Deux solutions pour éviter ce phénomène. La plus radicale, éteindre la télévision lorsqu'on est à table. La plus souple, déjeuner ou dîner devant la télévision, tout en prenant certaines précautions : ne pas garder avec soi les plats et la corbeille de pain afin de ne pas se resservir par inadvertance ; vous arrêter de manger dès que vous n'avez plus faim, et mastiquer !

Idée reçue n° 3 : Prendre au moins une demi-heure par repas

Pour être suffisamment rassasié, pour que l'organisme se rende compte de la quantité d'aliments consommée et puisse ainsi mieux contrôler son poids, il est important de manger lentement, de mastiquer (voir encadré précédent). C'est important également afin d'éviter le désagrément des flatulences et ballonnements.

De nombreuses personnes confondent cette idée importante (manger lentement) avec celle, non indispensable, qui consiste à penser que l'on devrait consacrer au moins une demi-heure à chaque repas. Il est certes agréable de prolonger un repas, mais cela n'est pas toujours possible lorsqu'on est pressé pour des raisons personnelles, familiales ou professionnelles.

Lorsque vous avez peu de temps devant vous, par exemple une dizaine de minutes à midi, mangez peu, mais lentement. Vous pourrez y parvenir tout en mangeant équilibré et en perdant du poids ; prenez par exemple une salade composée (voir p. 221) ou un repas sur le pouce (voir p. 204). Après un tel repas, vous risquez d'avoir un « petit creux » quelques heures plus tard. Les collations proposées par la méthode 2-4-7 vous permettront de le combler.

Idée reçue n° 4 : Faire un petit déjeuner copieux

Certaines campagnes médiatiques préconisent à tout un chacun de prendre au petit déjeuner 25 % des calories de la journée. Venues des États-Unis, de telles campagnes y ont sans doute un intérêt, car cette attitude conduirait les Américains à réduire la part des grignotages au profit de repas et collations structurés.

En France, cette recommandation est à la fois irréaliste et excessive. Irréaliste, car manger autant au petit matin ne pourrait que dégoûter encore plus du petit déjeuner ceux qui n'ont pas l'habitude d'en prendre. Excessive car, en mangeant au-delà de sa faim le matin, on risquerait alors de trop manger sur la journée et de perturber les mécanismes de contrôle de l'appétit et du poids, comme l'évoque une étude scientifique réalisée en 2000 par l'équipe de nutrition de Lyon (Martin A., 2000).

Comme souvent en nutrition, le message publicitaire extrapole exagérément une réalité biologique. On a certes intérêt à manger à sa faim le matin : cela réduit les risques de fringales et grignotages dans le reste de la journée et favorise le tonus musculaire. Mais le matin ne signifie pas forcément au petit déjeuner, cela peut aussi être dans la matinée à l'occasion d'une collation ; et « à sa faim » ne signifie pas au-delà de sa faim.

Ne vous sentez pas obligé de petit-déjeuner au saut du lit. Lorsqu'on se lève très tôt le matin, il est normal de ne pas avoir faim avant de partir travailler. Lorsqu'il faut s'occuper de sa famille, habiller les enfants puis les faire manger avant l'école, il n'est pas facile de trouver le temps de petit-déjeuner. Enfin, certains préféreront profiter d'un quart d'heure supplémentaire au lit, partir le ventre vide plutôt que prendre, sans plaisir, un petit déjeuner.

L'important n'est pas de manger avant toute activité, mais dans les trois ou quatre heures qui suivent le lever ; de même, peu importe que ce premier « repas » de la journée se déroule chez vous ou au cours d'un trajet, ou encore sur votre lieu de travail. Les collations proposées par la méthode 2-4-7 vous aideront à manger le matin selon votre appétit et au moment qui vous arrange le mieux.

Sachez enfin que la faim et l'envie de manger le matin peuvent évoluer au fil du temps. Vous aurez peut-être plaisir à remplacer le petit déjeuner par des collations le matin au début de la méthode 2-4-7, puis envie de faire un vrai petit déjeuner au bout de quelques mois ; ou inversement. Là aussi, la souplesse de la méthode 2-4-7 vous permettra de vous y adapter.

Sport, marche ou vélo : bouger à jeun, un atout pour maigrir

Lorsqu'on s'active physiquement, l'organisme brûle de l'énergie, des « calories ». Pour ce faire, il dispose de deux combustibles : d'une part, les lipides des adipocytes (nos cellules de graisse) ; d'autre part, les glucides des muscles. Or les réserves en glucides de l'organisme sont modestes ; le matin au réveil, les muscles n'en contiennent quasiment plus, en raison de la période de jeûne nocturne (même au repos, le muscle brûle des glucides pour son métabolisme). Il en résulte que, lorsqu'on s'active le matin sans avoir petit-déjeuné, on brûle non pas des glucides, mais les lipides que nos adipocytes font transiter vers les muscles *via* la circulation sanguine.

Or la combustion des lipides par les muscles (dénommée lipolyse par les scientifiques) a un rendement énergétique moins efficace que celle des glucides (la glycogénolyse). Cela signifie que pour la même activité, l'organisme brûlera plus de calories si les muscles utilisent les lipides que les glucides. On brûle donc plus en s'activant avant le petit déjeuner qu'après.

Ainsi, que vous soyez sportif ou tout simplement que vous vous rendiez à pied ou en vélo à votre lieu de travail, vous utiliserez plus, et donc réduirez plus, la graisse de votre corps si cette activité se déroule à jeun. Donc, vous maigrirez plus rapidement, et resterez plus aisément mince après.

Ces données, bien connues des spécialistes de biochimie cellulaire, sont confirmées par les études « en situation réelle ». D'après les travaux de N. M. Farah (2013), une marche rapide quotidienne réalisée à jeun conduit à perdre 30 % de poids en plus que la même marche effectuée après le petit déjeuner. La collation à emporter puis à consommer sur son lieu de travail à la place du petit déjeuner (voir p. 43) trouve ici un intérêt supplémentaire.

Parallèlement, si vous faites du sport en fin de matinée, l'après-midi ou en soirée, il vaudra mieux le pratiquer avant, respectivement, le déjeuner, le goûter ou le dîner qu'après. Et que ceux qui ont du mal à s'activer à jeun se rassurent : même s'il est un peu moins efficace pour maigrir, le sport effectué après avoir mangé est utile tant pour garder la ligne que pour rester en bonne santé.

Idée reçue n° 5 :
Boire un verre de jus de fruit le matin

De nombreuses campagnes de publicité louent le verre de jus de fruits au petit déjeuner. C'est le type même de la fausse bonne idée si vous cherchez à maigrir. En effet, les jus de fruits sont aussi riches en calories que les sodas (voire plus pour le jus de raisin). Or, comme pour les sodas (voir p. 134), ces calories ont un inconvénient majeur pour la régulation naturelle du poids : consommés sous une forme liquide, leurs glucides (le fructose) calment moins bien l'appétit que si le fruit était mangé. Il en résulte un risque élevé de prise de poids chez les consommateurs réguliers. Cet inconvénient concerne tous les jus de fruits du commerce, qu'ils soient ou non « 100 % jus de fruits », mais également les fruits pressés par vos soins. Si vous avez du mal à rester mince, mangez les fruits, mais ne les « buvez » pas.

Pour illustrer ce propos, je vous propose de réaliser l'expérience suivante : un jour de la semaine, versez-vous à 11 heures un grand verre de jus d'orange (l'équivalent de trois oranges pressées), buvez-le puis déjeunez vers 13 heures. Quelques jours après, mangez trois oranges vers 11 heures et, de la même façon, déjeunez à 13 heures. Vous observerez qu'à l'heure du déjeuner, vous aurez nettement moins faim et mangerez moins après les oranges qu'après le jus. Cela signifie que les calories du verre de jus d'orange n'ont pas effectué leur rôle, elles n'ont pas calmé votre appétit, d'où un apport calorique total trop élevé sur la journée et une prise de poids.

Idée reçue n° 6 : Manger moins le soir qu'à midi

L'une des opinions les plus répandues consiste à penser que, pour maigrir, il faudrait manger très copieusement le matin, un peu moins à midi, et très peu, voire pas du tout, le soir. Sous quel prétexte ? Parce qu'on bouge davantage pendant la journée que la nuit, et qu'ainsi les calories des repas pris en début de journée seraient brûlées par l'activité quotidienne, contrairement à celles du dîner.

Ce raisonnement ne prend pas en compte une donnée primordiale : la durée du jeûne – c'est-à-dire le temps passé sans manger – est nettement plus longue entre le dîner et le petit déjeuner du lendemain qu'entre le déjeuner et le dîner d'une même journée. Or la nuit, même si vous ne bougez pas, votre organisme brûle des calories pour assurer les fonctions essentielles de votre corps : votre cœur bat, vos poumons respirent, votre sang circule, votre foie fonctionne. Cette dépense d'énergie est en réalité très élevée, de nuit comme de jour : pour une personne sédentaire, elle représente 70 % des dépenses totales d'une journée. Cela explique que vous brûliez finalement plus de calories entre la fin du dîner et le début du petit déjeuner qu'entre le déjeuner et le dîner.

Votre repas du soir sera donc aussi bien digéré et utilisé par votre organisme que celui de midi. J'en veux pour preuve que, lorsqu'on vous demande de faire une analyse de sang à jeun, on vous prie de vous présenter au laboratoire le matin, et non en fin d'après-midi : c'est au petit matin qu'il y a le moins de nutriments (c'est-à-dire d'éléments issus du repas) dans le sang, car votre organisme a eu le temps de les utiliser pendant la nuit.

Pour parvenir à maigrir puis ne pas regrossir, l'essentiel consiste à manger d'une manière adaptée à votre mode de vie, à vos contraintes et à vos goûts. Or, de nos jours, on consacre généralement peu de temps au déjeuner – en raison de son activité professionnelle – alors qu'on accorde plus d'importance au dîner, un moment privilégié de détente, de plaisir et de partage avec ses proches. De plus, bien dîner permet de mieux dormir, car les hormones de la digestion apaisent et facilitent la venue du sommeil. Si tel est votre cas, mangez plus copieusement le soir, et notamment prenez le plat avec féculents (quatre fois par semaine au cours de l'étape 1) au dîner et non au déjeuner. Évitez cependant de manger trop gras le soir : une digestion lourde rend inconfortable la position couchée.

Mais, si vous le préférez, faites l'inverse. Privilégiez le déjeuner ou le dîner selon vos envies et votre mode de vie, sans tenir compte des diktats de tel ou tel chantre de la diététique. Et n'hésitez pas à permuter le repas copieux de la journée d'un jour à l'autre, au gré des circonstances. Par exemple, déjeuner léger et dîner copieux en semaine, mais le dimanche, déjeuner copieux en famille, puis dîner léger.

Idée reçue n° 7 : Manger à heures fixes

Manger à heures fixes ? Une contrainte inutile. Il n'est en réalité pas nécessaire de manger à heures fixes ni au déjeuner ni au dîner. Adaptez l'heure de vos repas à votre emploi du temps et à votre faim, et non le contraire, ce sera plus agréable et plus efficace.

En fonction de votre travail et de vos obligations familiales, débutez votre déjeuner tôt (entre 11 heures et midi), à un horaire classique, vers 12 h 30-13 heures, ou plus tard, vers 14 heures-15 heures ; n'hésitez pas à varier les horaires d'un jour à l'autre, lorsque cela vous arrange.

Comme vous le savez maintenant, il est possible, et même bénéfique pour la ligne, de diviser son déjeuner ou son dîner en deux, sans que cela nuise à la santé ou fasse prendre du poids : par exemple, une salade composée à 13 heures puis un fruit une heure après ; c'est pratique lorsqu'on fait la journée continue et que l'on ne dispose que de 10 minutes pour déjeuner. Ne restez pas prisonnier de l'image du repas traditionnel, qui ne convient pas toujours au rythme de la vie moderne.

Le soir lorsque vous rentrez tôt, et que vous souhaitez dîner vers 19 heures, mettez-vous à table et profitez ensuite d'une longue soirée pour lire, regarder la télévision ou vous promener ; et pour éviter d'avoir faim en vous couchant, prenez votre dessert non à la fin du dîner, mais vers 22-23 heures. Inversement, lorsque vous êtes amené à dîner tard, après 22 heures, soyez sans crainte, votre repas ne vous empêchera ni de dormir, ni de rester mince, tout du moins s'il n'est pas trop copieux ; et pour combler un petit creux vers 19 h 30, pensez aux collations salées (voir p. 57-58).

Idée reçue n° 8 : Ne jamais manger de fruits en fin de repas

Afin de bénéficier des vertus du fractionnement des repas sur votre métabolisme (voir p. 43), la méthode 2-4- 7 vous recommande, notamment lors de l'étape 1, de prendre les fruits lors d'une collation plutôt qu'en fin de repas. Faut-il en conclure que les fruits ne devraient jamais constituer le dessert de vos repas ? Certainement pas : lorsque vous avez envie d'un dessert, le fruit est idéal.

Pourtant, les régimes dissociés ont promu l'idée que lorsqu'ils sont consommés en fin de repas, les fruits feraient grossir ou seraient mauvais pour la digestion. Totalement farfelue, cette idée n'a aucune base scientifique. Les fruits constituent les meilleurs desserts possibles sur le plan de la santé : ils peuvent tout à fait être consommés en fin de repas, sans subir ni « fermentation » ni « mauvaise digestion dans l'intestin ». De plus, les fruits constituent un dessert idéal pour la ligne.

Les fruits peuvent être consommés indifféremment entre les repas (excellente collation), en début de repas (comme le melon) ou en guise de dessert. Dans l'étape 1, pour accélérer la perte pondérale, prenez les fruits plus souvent lors d'une collation qu'en fin de repas. Mais lorsque vous avez fortement envie d'une note sucrée en fin de repas, le fruit sera optimal.

Idée reçue n° 9 : Ne jamais faire d'écart

Certains régimes à la mode vous promettent foudre et malédiction en cas d'écart : « Hors des normes, point de salut ! C'est certain, vous reprendrez vos kilos au moindre écart. » Ce langage est source de frustration et de culpabilisation.

En réalité, quelle que soit la méthode que vous aurez décidé de suivre, vous ne parviendrez à maigrir sur une longue période puis à rester mince que si la méthode en question a prévu ces « écarts ». La bonne méthode pour maigrir sera celle qui vous permettra, d'une part, de répondre à la plupart des situations de votre vie (vacances, repas festifs, repas sur le pouce, etc.), d'autre part, de vivre avec plaisir et sans culpabilité vos « écarts ». La méthode 2-4-7 vous aidera dans cette double démarche.

Considérez qu'il n'y a qu'un seul interdit : celui d'interdire ! Aucun aliment n'est mauvais en soi, aucun aliment ne fait grossir, de même qu'aucun aliment ne fait maigrir par lui-même. Tout dépend des quantités respectives et de la façon dont ces aliments sont consommés.

Certes, certains aliments comme les poissons, les fruits et les légumes favorisent santé et perte de poids. C'est l'inverse pour d'autres comme les chips, certaines charcuteries ou les barres chocolatées. Cependant, lorsque vous éprouvez une tentation « irrépressible » pour l'un de ces aliments et que vous y succombez, modérez les quantités, mais appréciez ce moment de plaisir sans culpabilité. Vous perdrez moins de poids les jours de vos écarts, mais tout reviendra dans l'ordre dès que vous aurez retrouvé les basiques de la méthode.

Idée reçue n° 10 : Perdre du poids régulièrement

On dit souvent que pour bien maigrir, il faut perdre chaque mois un nombre constant de kilos. C'est là une opinion qui ne prend pas en compte la diversité des situations que chacun d'entre nous rencontre tout au long de chaque année.

Je vous invite plutôt à adapter le rythme de votre perte de poids à votre forme, à votre appétit, aux saisons, aux vacances, etc. (voir p. 107). Apprivoisez donc la méthode 2-4-7 pour l'adapter à votre rythme propre plutôt que de vous contraindre à suivre de façon artificielle un rythme éloigné de votre personnalité et des circonstances de votre vie. Vous verrez, il est tellement plus agréable de maigrir à son rythme, ou plutôt à ses rythmes.

Aliments minceur : les bons ne sont pas toujours ceux que l'on croit

L'industrie agroalimentaire développe des trésors d'ingéniosité pour créer de nouveaux produits ; elle déploie encore plus d'énergie pour en vanter l'image minceur ou santé. Mais les résultats de la recherche scientifique vont souvent à l'encontre des jolis contes qu'imaginent pour vous les spécialistes du marketing. À l'inverse, certains aliments comme la banane ou l'œuf ont mauvaise réputation. Que faut-il penser de ces aliments conseillés ou proscrits ?

Boissons light : le plaisir sans les kilos ?

Les boissons sucrées constituent une cause majeure de prise de poids, au point que 20 % de l'épidémie d'obésité leur est attribuée aux États-Unis (voir p. 134).

Conscients que cette responsabilité risquait fort de faire s'effondrer leurs ventes, les grandes marques de boissons sucrées, Coca-Cola, Pepsi, etc. se sont lancées dans la production de boissons light. Le sucre y est remplacé par un édulcorant intense (aspartame, acésulfame, sucralose, saccharine, stévia, etc.), pratiquement dépourvu de calories. « Génial, me direz-vous, la saveur sucrée sans les risques ! » Pas si simple…

Les premiers à tirer la sonnette d'alarme furent encore une fois les chercheurs anglo-saxons : ils mirent d'abord en évidence que le succès commercial incontestable des boissons light n'empêchait pas la fréquence de l'obésité d'augmenter aux États-Unis comme en Grande-Bretagne.

Diverses études ont ensuite eu le mérite de suivre des milliers d'individus pendant des années, tout en observant leur consommation de boissons ainsi que l'évolution de leur poids. Ces études dites « prospectives » (car réalisant un suivi sur le long terme) confirmèrent la responsabilité directe des boissons light sur la prise de poids, que ce soit :

- la *San Anatomic Heart Study*, portant sur 3 682 adultes suivis sur 7-8 ans (Fowler S. P., 2008) ;
- l'*American Lance Society Study*, conduite sur 78 694 femmes pendant une année (Stellmann S. D., 1986) ;
- la *Nurses' Health Study*, basée sur 31 940 femmes suivies 8 ans (Colditz G. A., 1990).

D'autres chercheurs se sont attachés plus spécifiquement aux personnes soucieuses de perdre du poids. Leurs résultats ne sont pas plus encourageants : le simple remplacement des boissons sucrées par des boissons light ne fait pas maigrir (Mattes R. D., 2009 ; Brown R. J., 2010 ; Oing Y., 2010).

Cet effet « grossissant » des boissons light est paradoxal pour un produit censé aider à maigrir. On l'explique par la présence dans ces boissons d'édulcorants en grande quantité, édulcorants qui font prendre du poids par plusieurs mécanismes :

• Les édulcorants augmentent l'attirance pour les saveurs sucrées. Il en résulte une surconsommation d'autres aliments sucrés : ainsi, les enfants buvant régulièrement des boissons light mettent plus de sucre dans leurs yaourts que s'ils boivent de l'eau (Liem D. G., 2004). La répétition de l'exposition à la saveur sucrée encourage le grignotage et les pulsions sucrées, ainsi que la dépendance au sucre : c'est ce que l'on observe couramment en consultation.

• Les édulcorants augmentent la sensation de faim (Blundell J. E., 1986 ; Black R. M., 1993 ; Tordoff M. G., 1990). Il en résulte un risque de surconsommation calorique.

• Les édulcorants élèvent l'absorption des glucides dans le tube digestif en activant certains gènes de la paroi des intestins (Mace O. J., 2007). Autrement dit, lorsque l'on boit une boisson édulcorée avec un repas, on assimile plus de calories que si on boit de l'eau.

• Les édulcorants augmentent la sécrétion d'insuline par le pancréas (Kun E., 1947 ; Yamazaki M., 1986). Les conséquences sont doubles : risque de diabète par perturbation du cycle de l'insuline ; risque de surpoids par stockage excessif dans les adipocytes.

• Les édulcorants perturbent le centre régulateur de l'appétit. Situé dans une région du cerveau dénommée hypothalamus, ce centre nous permet d'adapter instinctivement les apports de nourriture aux besoins de l'organisme. Les boissons édulcorées perturbent le fonctionnement de ce centre (Swithers S. E., 2008) : il perd ses repères, et on prend du poids.

• Les édulcorants perturbent nos appétences ainsi que les mécanismes naturels qui président, au niveau du cerveau, à la perception des saveurs. Lorsque l'on boit des boissons light avant ou pendant un repas, on oriente ses choix vers une alimentation moins équilibrée et plus propice à faire grossir : on a moins envie de manger des fruits, des légumes et une cuisine saine, mais plus envie d'aliments gras et très salés ou sucrés tels les frites ou autres fritures, les chips ou les biscuits (Birch L. L., 1991).

Les effets « grossissants » des édulcorants ne sont pas liés à un composant en particulier (aspartame, stévia, saccharine, sucralose, etc.), mais à l'ensemble de la famille des édulcorants. Alors, pour maigrir, que préférer, sucre ou édulcorant ? Il convient de distinguer les boissons et les aliments.

• Pour les boissons, au vu de la responsabilité des boissons sucrées dans la prise de poids (voir p. 134), les boissons light vous seront moins néfastes. Mais modérez votre consommation, ne dépassez pas 2 verres (ou 1 canette) de boisson light par jour. Essayez ensuite de vous en déshabituer, de la remplacer par de l'eau pétillante, nettement plus favorable pour la santé comme pour la ligne.

• En ce qui concerne la manière de sucrer les aliments comme les yaourts, le fromage blanc ou une salade de fruits, profitez des saveurs « vraies » du sucre roux, du miel ou de la confiture : si vous le faites avec modération (1 cuillerée de miel, confiture ou sucre de canne pour un yaourt ou 100 g de fromage blanc), cela sera plus agréable et plus varié que les édulcorants, et sans doute plus efficace pour maigrir.

Eau pétillante : bulles minceur ?

Light ou sucrés, les sodas font prendre du poids. Si vous appréciez les bulles, la solution minceur passe par l'eau pétillante.

Qu'elle soit plate ou pétillante, lorsque l'on boit de l'eau avant les repas, on tend à maigrir plus vite (Dennis E. A., 2010), sans doute en raison d'un effet anorexigène lié à la présence d'eau dans l'estomac. De plus, ses bulles confèrent à l'eau pétillante un effet « coupe-faim » spécifique : l'eau pétillante rassasie mieux que l'eau plate (Wakisaka S., 2012).

Si vous appréciez l'eau pétillante, profitez-en, que ce soit à l'heure de l'apéritif, en cours de repas, ou entre deux repas. Outre son effet minceur, vous bénéficierez aussi de l'effet protecteur qu'offre l'eau, plate ou pétillante, sur le cœur (voir encadré page suivante).

Boire de l'eau, un bouclier pour le cœur ?

Boire de l'eau est une excellente chose pour le cœur ; à l'inverse, certaines boissons semblent néfastes. C'est ce qu'ont montré J. Chan et son équipe en 2002, dans une étude menée, en Californie, pendant six ans, sur plus de 20 000 volontaires, âgés de 38 à 100 ans et ne souffrant d'aucun trouble cardio-vasculaire. Le risque de survenue d'un infarctus fatal est apparu être deux fois plus élevé parmi les petits buveurs d'eau (2 verres ou moins par jour) que parmi les grands (5 verres ou plus), et ce chez les hommes comme chez les femmes. L'une des principales causes de thrombose des artères et d'infarctus du myocarde correspond à un excès de viscosité du sang, celui-ci étant alors plus prompt à former un caillot fatal. L'eau a le mérite de diluer les facteurs de coagulation et donc de réduire la viscosité sanguine.

Dans cette étude, les personnes qui consommaient une grande quantité de sodas ou de jus de fruits présentaient un risque accru d'infarctus du myocarde. Il faut aller chercher l'explication de ce phénomène dans le fait que ces boissons sont trop fortement concentrées en minéraux et en sucre – saccharose pour les sodas, fructose pour les jus de fruits. L'estomac supporte mal cette forte concentration (les médecins parlent d'hyperosmolarité) ; pour la compenser, l'eau du sang se déplace vers le tube digestif, ce qui concentre les facteurs de coagulation et élève la viscosité du sang de façon contraire à celle de l'eau.

Bonbons sans sucre : et sans risque pour les bourrelets ?

Par rapport aux bonbons classiques, la vertu première, et sans doute la seule, des bonbons dits « sans sucre » tient à ce qu'ils ne favorisent pas la formation de caries. En revanche, ils ont peu d'intérêt pour garder la ligne.

En effet, les bonbons ou les chewing-gums dits « sans sucre » sont riches en polyols (répertoriés sur les étiquettes sous les termes de sorbitol, xylitol ou mannitol). Or, les polyols apportent environ 2,4 calories par gramme, soit moins que le sucre (4 calories environ), mais suffisamment quand même pour favoriser la prise de poids. Trois bonbons sans sucre vous apportent autant de calories que deux bonbons classiques, pas vraiment de quoi maigrir ! Attention, donc, à ne pas vous faire piéger par la mention « bonbon sans sucre » : ces bonbons ne contiennent pas de sucre – sous- entendu pas de sucre blanc –, mais ils sont néanmoins riches en calories. Modérez-en la consommation si vous avez tendance à prendre du poids ; et évitez-les si vous voulez en perdre. Même remarque pour les chewing-gums sans sucre.

Biscuits diététiques ou biscuits classiques ?

Malgré leur appellation, les biscuits étiquetés « diététiques » ou « bio » n'ont pas grand intérêt par rapport aux biscuits classiques. Certes, ils sont généralement légèrement moins gras et moins caloriques (voir tableau ci-après). Mais la différence est modeste (10-15 % de calories en moins) ; de plus, la portion recommandée sur la boîte est souvent... plus importante, d'où un apport calorique par portion plus élevé. De même, la plupart des barres chocolatées ou des barres céréalières dites « de régime » ou « protéinées » n'offrent pas d'avantages tangibles.

Par ailleurs, lorsqu'on les compare aux fruits, par exemple à la pomme, l'avantage pour la ligne est incontestablement en faveur de ces derniers : pour un apport calorique voisin ou inférieur, les fruits vous caleront nettement mieux par leurs glucides lents (voir p. 65), leur richesse en pectine (une fibre qui facilite l'amaigrissement) et le volume qu'ils prennent dans l'estomac. Il est frappant à ce propos de voir comment la publicité conjuguée aux idées reçues influence notre jugement. Ainsi, la banane étant l'un des fruits les plus riches, elle est considérée comme « grossissante », tandis que les biscuits

« diététiques » ou « bio » ont une image « minceur » grâce à leur appellation. La réalité est autre : lorsqu'on souhaite perdre du poids, une banane (ou une pomme) sera plus utile pour calmer une fringale.

Qu'ils soient ou non « diététiques », les biscuits sont riches en calories. Évitez-les au cours des étapes 1 et 2, puis, au cours de la phase de stabilisation, choisissez ceux que vous appréciez, mais consommez-les avec modération…

Biscuits*	**kcalories pour 100 g**	**Lipides pour 100 g**	**Glucides pour 100 g**	**Calories par portion**
Spéculoos Gerblé	*444*	*23,2*	*64,2*	*151 kcal (3 biscuits = 34 g)*
Spéculoos Lotus	485	19	72,9	145 kcal (4 biscuits = 30 g)
Biscuits saveur coco Gerblé	*430*	*16,5*	*69,3*	*152 kcal (3 biscuits = 33 g)*
Sablés coco Leader Price	503	23	67	126 kcal (4 biscuits = 25 g)
Petit Nature Gayelord Hauser	*430*	*14,6*	*75*	*129 kcal (3 biscuits = 30 g)*
Petit Beurre Lu	440	12	75	145 kcal (4 biscuits = 33 g)
Cookies pépites de chocolat Gayelord Hauser	*445*	*23*	*65*	*185 kcal (4 biscuits = 41,7 g)*
Cookies pépites de chocolat nougatine Lu	525	28	63	172 kcal (2 biscuits = 33 g)
1 pomme (150 g)	48	–	18	72 kcal
1 banane de taille moyenne (100 g)	90	–	22	90 kcal

* En caractères italiques sont cités les biscuits « diététiques » de la gamme Gerblé ou Gayelord Hauser. En caractères romains (droits), les versions classiques correspondantes.

Chocolat noir ou chocolat au lait ?

Il est de notoriété publique que le chocolat noir est léger donc bon pour la ligne, alors que le chocolat au lait serait trop riche. Cette assertion reflète un beau succès du marketing du chocolat noir, mais n'a pas de base scientifique. En effet, le chocolat noir est aussi riche en graisses et en calories que le chocolat au lait. Il n'y a pas non plus de différence notable avec le chocolat aux noisettes.

Chocolat noir ou chocolat au lait ? Choisissez avant tout selon vos goûts. Et quoi qu'il en soit, ne dépassez pas une tablette de 100 g pour la semaine : libre à vous de déguster un ou deux morceaux de chocolat par jour, avec le café par exemple, ou de croquer la tablette entière en un après-midi.

Le chocolat au lait contient plus de calcium, le chocolat noir plus de magnésium, deux minéraux intéressants pour le cœur ; ne vous attendez cependant pas à des miracles : deux carrés de chocolat ne vous apporteront que 4 % de vos besoins en magnésium, soit moins qu'un fruit ou un verre de Contrexéville !

Une tablette moyenne de chocolat (100 g) vous apporte

	Chocolat noir	Chocolat au lait
Calories	520-560	520-560
Protéines (g)	4	7
Glucides (g)	58	56
Lipides (g)	30-35	30-35
Calcium (mg)	70	220
Magnésium (mg)	120	70

Deux avantages néanmoins pour le chocolat noir :

• Il a une saveur moins sucrée, et une amertume plus prononcée. Si vous avez du mal à ne pas terminer une tablette de chocolat au lait dans l'heure qui suit son ouverture, vous serez sans doute moins tenté de le faire avec du chocolat noir.

• Plus riche en cacao, le chocolat noir est aussi plus riche en polyphénols. Or, les polyphénols du cacao auraient la particularité de lutter contre l'obésité… tout du moins chez la souris. Ils pourraient aussi réduire l'assimilation digestive des glucides et des lipides.

De là à vous gaver de chocolat noir, je ne vous le conseille pas. Votre foie et surtout votre ligne n'apprécieraient sans doute pas…

Galettes de riz, pains suédois et biscottes : légèreté trompeuse ?

Par l'impression de légèreté que l'on a quand on les croque, les biscottes ont depuis longtemps l'image d'un produit de régime. Plus récemment, et plus à la mode, les petits pains suédois et les galettes de riz ont acquis la même réputation.

Réputation trompeuse ! En effet, par rapport au pain, les biscottes, pains suédois et galettes de riz ont plusieurs inconvénients :

- ils sont plus riches en calories et plus gras (lipides) que le pain. Par rapport à la baguette, 30 à 40 % de calories en plus ! Parallèlement, les galettes de riz au chocolat sont souvent plus caloriques que les biscuits au chocolat traditionnels (voir tableau ci-après) ;
- leur texture croustillante est obtenue par un chauffage à très haute température (plus de 200 °C) du blé ou du riz constitutif. Cette chaleur modifie la structure de l'ami-

don (le glucide du blé ou du riz) d'une manière qui élève leur index glycémique (voir p. 65), d'où un risque accru de prise de poids ;
– leur texture croustillante les rend par ailleurs moins rassasiants que le pain, notamment que le pain de seigle, au levain ou aux céréales ;
– on a souvent du mal à s'arrêter d'en manger quand on commence à en croquer une tranche (il est vrai néanmoins que cette particularité est partagée par la baguette).

Les biscottes, pains suédois et galettes de riz ont cependant l'avantage d'être aisément portionnables, et de se conserver longtemps : pratique si vous n'en faites qu'une faible consommation. Mais dans ce cas, tournez-vous plutôt vers un autre pain industriel, le pain de seigle entier, encore dénommé « vollkornbrot ». D'origine nordique ou germanique, on le trouve sous les marques Jacquet ou Monoprix bio. C'est l'opposé des biscottes :
– il est deux fois moins riche en calories ;
– compact et dense, il calme bien l'appétit ;
– il est très lentement digéré, c'est un vrai glucide lent.

	Cal/ 100 g	Protéines (g/100 g)	Glucides (g/100 g)	Lipides (g/100 g)	Fibres (g/100 g)
Biscotte	394	10	73	5	–
Pain suédois	370	12	65	7	9,5
Galette de riz	390	8	80	3,5	3,2
Baguette	276	9	55	1	2
Pain de seigle entier	203	6	36	1	11

	Cal/ 100 g	Protéines (g/100 g)	Glucides (g/100 g)	Lipides (g/100 g)	Fibres (g/100 g)
Galette de riz au chocolat	505	7,5	57	26	–
Biscuit chocolat	458	10	61	18	–

Son d'avoine ou flocons d'avoine ?

L'avoine est une céréale qui est riche en protéines et en sucres lents ; elle contient également des lipides intéressants pour la santé. On distingue deux produits : le son d'avoine et les flocons d'avoine. Leur teneur calorique est assez proche (351 cal/100 g pour le son, 368 cal/100 g pour les flocons), de même que leurs teneurs en protéines (11 g/100 g contre 13 g/100 g), en glucides lents (51 g/100 g contre 62 g/100 g) et en lipides (3 g/100 g contre 8 g/100 g). Les deux, le son et les flocons, calent l'appétit, réduisent le taux de cholestérol et participent à la prévention du diabète.

Le son d'avoine correspond à l'enveloppe de la céréale. Il a été popularisé par le régime Dukan. Particulièrement riche en fibres, il devient vite irritant pour les intestins (diarrhée, ballonnements, perte d'oligo-éléments dans les selles). De ce fait, il est recommandé de ne pas dépasser 3 cuillerées à soupe par jour. Il est également préférable de le choisir issu de l'agriculture biologique, car, situé en périphérie de la graine de céréale, le son concentre les pesticides. On peut en saupoudrer les plats, une salade, ou encore le consommer avec un yaourt.

Les flocons d'avoine contiennent également des fibres, mais d'une manière plus équilibrée et moins irritante. Ils constituent un excellent petit déjeuner pour l'étape 2 (voir p. 89) ou pour la période de stabilisation. C'est pourquoi je vous le recommande plutôt que le son d'avoine. Ce n'est pas un hasard si les flocons d'avoine sont l'ingrédient principal du fameux porridge des Écossais, et du müesli suisse...

Les flocons d'avoine constituent la base d'un petit déjeuner idéal pour la ligne comme pour la santé, voire d'une collation dans l'après-midi si vous n'avez pas eu le temps de déjeuner.

Une idée de recette

Mélangez les flocons d'avoine avec 2-3 cuillerées à soupe de yaourt nature et/ou du lait chaud ou froid, ajoutez-y quelques noix, noisettes ou amandes ainsi que des morceaux de fruit frais. Ce mélange se prête également bien à un dîner simple et rapide, lorsque vous n'avez pas envie de cuisiner.

Quant au son de blé, il a surtout comme vertu d'accélérer le transit : intéressant si vous souffrez de constipation.

Lait de vache ou lait végétal ?

Le lait de vache a l'intérêt d'être riche en protéines d'excellente qualité et en calcium particulièrement bien assimilé par l'organisme : intéressant donc tant pour maigrir que pour renforcer la solidité des os. Pourtant, les « laits » végétaux le remplacent de plus en plus souvent chez les consommateurs qui, à tort ou à raison, incriminent le lait de vache comme responsable de divers maux. Mais tous les « laits » végétaux ne se valent pas. Suivez ces quelques conseils si vous ne voulez plus de lait de vache.

• Évitez les laits de riz, d'avoine, de noisette ou d'amande : ils ne sont pas plus légers que le lait de vache (le lait de riz apporte même deux fois plus de sucres), et surtout ils sont quasiment dépourvus de protéines. Ce ne sont donc pas ces produits qui vous aideront à conserver vos muscles.

• Le lait de coco contient presque autant de protéines que le lait de vache, mais il est quatre fois plus calorique et huit fois plus gras. Il se rapproche donc plus de la crème fraîche que du lait.

• Le lait de soja est celui dont la composition se rapproche le plus du lait de vache ; il constitue donc une alternative intéressante. Choisissez alors les variétés enrichies en calcium, car le soja n'en contient pas naturellement. En revanche, le soja est riche en phyto-œstrogènes, dont la structure est proche de celle des hormones sécrétées par les ovaires, et dont l'excès s'avère néfaste ; c'est pourquoi il est recommandé de ne pas dépasser trois produits au soja par jour (tofu, verre de lait ou yaourt).

• Autre possibilité, les laits de chèvre ou de brebis. Comme le lait de vache, ils sont riches en protéines et en calcium. Mais ils sont également nettement plus gras. Si vous les choisissez, sélectionnez les versions allégées ; *idem* pour les yaourts au lait de chèvre ou de brebis.

Smoothies, sont-ils si « innocents » que cela ?

Quoi de plus inoffensif, en apparence, que les jus de fruits, ou smoothies ? Quoi de plus sain ? Ne sont-ils pas composés à partir de fruits ? Or « les fruits, c'est bon pour la santé et pour la ligne, donc les smoothies et les jus de fruits sont bons eux aussi ». Tout du moins, c'est ce que souhaitent nous inculquer les spécialistes du marketing. CQFD.

Pas si simple. En effet, même lorsqu'ils sont étiquetés « sans sucre ajouté », « pur jus » ou « 100 % fruit », les smoothies comme les jus de fruits sont riches en fructose, le sucre du fruit : un verre de 200 ml en contient environ 22 g pour un smoothie, et, pour les jus de fruits, entre 19 g (jus d'orange) et 30 g (jus de raisin). Or, lorsqu'elles sont consommées sous une forme liquide (soda, jus, smoothie, etc.), les calories glucidiques du sucre ou du fructose ne calment pas l'appétit (voir p. 135) ; de plus, elles sont trop vite digérées, ce qui facilite leur stockage dans les adipocytes. C'est l'inverse avec le fruit « croqué » : grâce à sa texture solide et à ses fibres, il a un fort pouvoir rassasiant, et il est lentement digéré ; donc ses calories sont moins aptes à être stockées.

Si vous souhaitez maigrir, vous avez donc intérêt à manger des fruits, mais évitez jus et smoothies. La minceur n'est pas la seule en cause : jus et smoothies sont potentiellement néfastes pour la santé. En effet, le fructose perturbe le fonctionnement des deux organes importants pour le métabolisme et la digestion : le foie et le pancréas (Nathan P., 2011).

Au niveau du foie, les perturbations peuvent aller jusqu'à une stéatose (excès de graisse dans le foie, comme le « foie gras » de l'oie), et à une fibrose (inflammation du foie, première étape vers la cirrhose). Sur le pancréas, le fructose perturbe le métabolisme de l'insuline, avec, à terme, un risque de diabète. Ces dangers pour la santé ne surviennent bien sûr que pour une consommation importante et répétée.

Tout ce qui est ou paraît « naturel » n'est donc pas forcément bon pour la santé : même lorsqu'ils sont « pur fruit », achetés en magasin ou confectionnés par vos soins, une consommation élevée de jus ou de smoothies comporte des risques d'excès de poids, diabète et maladies du foie. De quoi s'inquiéter, n'est-ce pas ?

On peut se demander pourquoi les fruits croqués ont, eux, globalement un effet inverse, un rôle protecteur. C'est que le fruit contient certes du fructose, mais aussi le support que constitue sa chair, un entourage riche en antioxydants, fibres et stérols : ceux-ci neutralisent les effets propres du fructose

« pur ». De plus, le danger lié aux jus et aux smoothies provient en grande partie de l'arrivée massive et *brutale* d'une forte quantité de fructose dans les intestins puis le sang, en raison de leur texture liquide, qui « glisse ». À la différence de la texture solide du fruit, qui nécessite des efforts de mastication et de digestion. Il en résulte une diffusion *lente* du fructose dans l'intestin puis dans la circulation sanguine.

Jus de fruits et smoothies ne sont pas les seules boissons à contenir du fructose. C'est également le cas de nombreuses boissons issues de l'industrie comme les sodas ou les boissons pour sportif. Vous le repérerez sur les étiquettes sous les appellations « sirop de maïs, sirop de glucose-fructose, isoglucose, sirop de fructose ou encore HFCS ». Certains bonbons, biscuits ou plats préparés en contiennent également.

Pour maigrir, pour votre santé, mangez des fruits. Mais évitez jus de fruits et smoothies. Contrairement au nom pris par l'une de leurs marques les plus connues, les smoothies ne sont pas aussi « innocents » que cela...

La banane, coupe-faim idéal ?

Comme les autres fruits, la banane est riche en potassium (un élément minéral important pour la santé) et en diverses vitamines. Elle apporte aussi des glucides (et donc des calories) en quantité supérieure d'environ 20 % par rapport aux autres fruits ; faut-il pour autant en avoir peur ? Non, car ce sont des glucides à faible index glycémique, capables de caler l'appétit sur plusieurs heures. De ce fait, la banane constitue l'un des meilleurs fruits lorsqu'on a faim, par exemple, au cours d'une randonnée, lors d'une balade en vélo ou encore à la fin d'un repas très léger.

La banane sera particulièrement intéressante lorsqu'on a une fringale en milieu d'après-midi – que ce soit chez soi ou sur son lieu de travail. Elle satisfait notre envie de saveur sucrée ainsi que notre faim. Elle nous évite ainsi de grignoter jusqu'au soir ou d'arriver au dîner en ayant trop faim. De même, la banane constitue une excellente collation pour la matinée, notamment lorsqu'on ne prend pas de petit déjeuner.

En revanche, évitez de manger une banane lorsque, à la fin d'un repas copieux, vous souhaitez simplement le terminer par une note douce et sucrée. Préférez alors un fruit plus léger : poire, clémentines, quelques fraises, abricots, etc.

Fruits secs : font-ils vraiment grossir ?

Sous la dénomination globalisante « fruits secs » se cachent trois groupes d'aliments aux caractéristiques fort différentes :

- les fruits secs traditionnels comme les figues, les abricots, les dattes, les pruneaux, les raisins, les bananes ;
- les fruits séchés, d'apparition plus récente, souvent servis à l'apéritif ;
- les fruits à coque, telles les noix, noisettes, amandes, noix de cajou, noix du Brésil, pistaches.

Les fruits secs traditionnels tirent leur texture moelleuse d'un processus lent et progressif. Les fruits frais, dont ils sont issus, sont déposés sur des claies, puis séchés au soleil ou, à défaut, à l'intérieur de fours ventilés ; l'eau s'en évapore lentement. Ils ont une saveur sucrée issue non de l'ajout de sucre, mais de la concentration des sucres naturels du fruit en raison de l'évaporation de l'eau. Ce sont généralement des glucides lents, à faible index glycémique (voir p. 65) et de ce fait favorables pour le poids. Vous pouvez donc remplacer en guise de collation ou de dessert un fruit frais par 3 ou 4 fruits secs tels les abricots secs, les pruneaux ou les figues sèches. En revanche, évitez raisins secs, dattes et bananes sèches, plus riches, et moins rassasiants.

Les fruits séchés sont à la mode. Souvent servis à l'heure de l'apéritif, ou grignotés telles des confiseries, ils ont diverses provenances : fruits rouges, fruits exotiques, pomme, poire, banane ou encore baies de goji. À la différence des fruits secs traditionnels, ils sont déshydratés par un chauffage fort, rapide et brutal. Il en résulte une texture croquante, bien éloignée de celle moelleuse des figues ou des abricots secs. Du coup, ils n'ont qu'un faible effet rassasiant, alors même qu'ils sont riches en calories. Leurs effets sur le poids se rapprochent ainsi plus de ceux des confiseries que d'un fruit frais ou d'un fruit sec traditionnel. Donc à éviter si vous souhaitez maigrir.

Les fruits à coque sont également dénommés *fruits oléagineux*, car, à l'inverse des fruits secs ou séchés, ils sont riches en lipides (et pauvres en glucides). Ils apportent également des protéines ainsi que beaucoup de magnésium. Par leur richesse en graisses (lipides), les fruits à coque ont pendant longtemps été mis « hors jeu » des régimes. Or ils ont l'avantage de bien calmer la faim par leur contenu en sucres lents et en protéines. Seul bémol, éviter les fruits oléagineux salés, comme les noix de cajou ou du Brésil, ou encore noisettes ou amandes salées. En effet, « le sel appelle le sel », et vous risqueriez fort d'en consommer trop, ce d'autant qu'ils sont habituellement servis à un moment, l'apéritif, où la convivialité conjuguée à la faim vous ferait terminer les amuse-gueules sans même vous en rendre compte. En revanche, à l'occasion d'une collation ou d'une fin de repas, n'hésitez pas à remplacer le fruit frais par une petite poignée de fruits oléagineux, soit 6 à 10 amandes, noisettes ou cerneaux de noix (15-20 g). Non seulement vous ne prendrez pas de poids, mais vous protégerez votre santé. Des chercheurs américains de la Harvard Medical School ont réalisé une vaste étude portant sur 76 414 femmes et 42 498 hommes, suivis pendant une trentaine d'années. D'après les résultats, publiés fin 2013 dans la prestigieuse revue médicale *The New England Journal of Medicine*, consommer régulièrement une poignée de fruits à coque réduit la mortalité de 7 % pour une simple portion (une poignée d'une trentaine de grammes) par semaine, bénéfice qui s'élève jusqu'à 20 % pour une consommation quotidienne (Bao Y., 2013). La protection concerne de nombreuses maladies, et plus particulièrement le cœur (réduction de la mortalité cardio-vasculaire de 29 %). Ces résultats confirment ceux de précédentes études dont faisait déjà part l'un de mes précédents livres, *Bien manger pour être au top*, dès 2002.

Noix et fruits à coque : des vertus insoupçonnées

La consommation régulière de fruits secs est donc associée à une baisse spectaculaire (30 à 50 % selon les études scientifiques) des risques d'angine de poitrine et de crise cardiaque. Cet effet protecteur s'explique par la richesse des noix en :

- vitamine E et polyphénols, aux propriétés antioxydantes ;
- magnésium, potassium et cuivre, qui améliorent la tension artérielle ;
- certaines protéines végétales, qui relaxent les artères ;
- et, en ce qui concerne les noix et seulement les noix, des oméga-3, qui luttent contre la thrombose et les arythmies cardiaques.

Grands amateurs de noix dans leurs desserts, les Crétois et, plus proches de nous, les Périgourdins, leur doivent probablement une partie de leur légendaire longévité.

La salade verte : un must ?

Que ce soit par goût ou par manque d'imagination, certaines personnes consomment systématiquement de la salade verte en guise de légumes. Bien que la salade verte soit riche en vitamines C et B9, une telle attitude s'avère souvent contre-productive lorsqu'on souhaite maigrir, et ce pour deux raisons : le poids trop faible de la salade ; l'excès d'huile dans l'assaisonnement.

Les feuilles de salade verte occupent une large surface dans une assiette, mais « pèsent » peu (à peine 30-50 g pour une part) ; de ce fait, si vous vous en contentez, il n'y aura pas assez de fibres dans votre estomac et vos intestins pour obtenir l'action minceur escomptée avec les 150 g (au moins) de légumes conseillés à chaque repas (voir p. 35).

Par ailleurs, la salade verte est un « légume feuille » de consistance sèche et rugueuse par rapport à un « légume fruit » comme la tomate, plus onctueuse ; la salade verte requiert donc plus de vinaigrette, et par conséquent plus d'huile. Or, même si certaines huiles comme celle de colza ou d'olive sont bénéfiques pour la santé, une consommation excessive fait grossir : pour la phase active de votre amaigrissement, il est recommandé de se limiter à 1 cuillerée à soupe d'huile par repas.

Aussi, si vous êtes amateur de salade verte, suivez ces deux conseils :

– panachez votre salade avec des crudités plus moelleuses et plus « rondes », plus pleines, comme la tomate, les cœurs de palmier, les champignons, etc. (voir p. 223) ;
– confectionnez des vinaigrettes avec plus de vinaigre, et moins d'huile, voire sans huile. Voir nos recettes de sauces page 224.

Si vous appréciez peu l'acidité du vinaigre, c'est un peu dommage (vous comprendrez pourquoi dans les lignes qui suivent), mais solutionnable : tournez-vous vers un vinaigre plus doux, mais savoureux, tel le vinaigre balsamique.

Vinaigre acide ou balsamique, lequel choisir ?

Même lorsque l'on met peu ou pas d'huile, sa douceur confère au vinaigre balsamique l'avantage de réaliser aisément des vinaigrettes qui ont une saveur douce, moins acide qu'avec un vinaigre classique. Certes, mais les vinaigres classiques, « à la française », ont d'autres avantages, scientifiquement démontrés, avantages directement liés justement… à leur acidité.

En effet, lorsque le repas comporte un vinaigre classique, que ce soit dans une salade ou dans des crudités, la glycémie (taux de sucre dans le sang) augmente moins, le pancréas fabrique moins d'insuline (voir p. 65), et on se sent mieux rassasié (Ostman E., 2005). Moins d'insuline signifie que l'on va moins stocker les calories du repas ; et, que mieux rassasié, l'on aura moins faim dans les heures qui suivent. Deux avantages favorables à la minceur. Ces bénéfices sont directement liés au contenu en acide acétique du vinaigre, donc à sa saveur acide ; ils seront moins prononcés avec un vinaigre plus doux comme le balsamique.

Si vous appréciez la saveur acide du vinaigre « à la française », profitez-en ! Les vinaigres réalisés selon les méthodes anciennes, et notamment selon la méthode dite « d'Orléans », sont particulièrement savoureux. À l'inverse, si vos papilles ou votre estomac ne le supportent pas, tournez-vous vers les vinaigres plus doux, vinaigre balsamique ou vinaigre de Xérès par exemple ; ce sont également de bons produits même s'ils n'ont pas autant d'avantages que les vinaigres plus acides.

Beurre ou margarine ?

Maigrit-on plus facilement en remplaçant le beurre par la margarine ? Il n'en est rien, car la margarine est aussi grasse que le beurre. Même si la publicité a longtemps surfé sur les notions de « légèreté » ou de « cuisine légère », la margarine ne fait pas maigrir ; sa seule vocation est de faire baisser le cholestérol sanguin chez ceux qui en ont trop. Si ce n'est pas votre cas, la margarine n'a aucun intérêt.

En revanche, les matières grasses allégées, qu'elles soient confectionnées à partir de margarine ou de beurre, sont moins grasses ; selon les cas, elles contiennent 25 à 60 % de matières grasses alors que le beurre traditionnel ou la margarine classique en apportent 82 %. On peut néanmoins préférer le vrai beurre, mais en mettre une quantité moindre : sur votre ligne, 10 g de beurre classique auront le même effet que 20 g de beurre allégé à 41 % de matières grasses. Si vous êtes plus sensible au goût des aliments, choisissez un vrai beurre, plus savoureux. À l'inverse, si c'est surtout la texture moelleuse que vous recherchez, vous adopterez le beurre allégé afin de pouvoir en mettre plus sans crainte pour votre poids.

Viandes blanches, volailles ou viandes rouges ?

On lit souvent que les viandes blanches et les volailles ont deux avantages par rapport à la viande rouge : d'une part elles seraient moins chères, d'autre part elles seraient moins grasses. C'est souvent le cas, mais pas toujours !

Ainsi, le porc et de nombreuses volailles sont plutôt bon marché, mais ni le veau ni le canard ne le sont. Par ailleurs, certaines volailles, comme le canard, sont plus riches que certains morceaux de viande rouge comme le rosbif. Faites le bon choix, sinon volailles et viandes blanches ne vous aideront pas vraiment à maigrir (voir tableau p. 22).

L'œuf, trop de cholestérol ?

« L'excès de cholestérol sanguin bouche les artères. L'œuf est riche en cholestérol. Donc manger des œufs bouche les artères. » Le raisonnement est imparable, le sophisme parfait. Et pourtant…

L'œuf est riche en cholestérol ? C'est vrai, il en contient environ 190 mg pour un œuf, soit cinq fois plus qu'une quantité équivalente de viande rouge. L'œuf bouche-t-il les artères ? Favorise-t-il les maladies cardio-vasculaires ? Si on posait la question dans la rue, la plupart des gens répondraient par la positive ; la grande majorité des médecins et des cardiologues aussi. Et pourtant…

Les études scientifiques nous démontrent le contraire ! En 2009, sous la direction du professeur W. C. Willett, la prestigieuse équipe de nutrition de Harvard a suivi pendant plusieurs années plus de 37 000 hommes et 80 000 femmes âgés de 34 à 75 ans : ils n'ont trouvé aucun rapport entre la consommation d'œuf et les maladies cardio-vasculaires, les grands mangeurs d'œufs (7 ou plus par semaine) n'étaient pas plus touchés que les autres (Hu F. B., 1999).

Mais de même qu'une hirondelle ne fait pas le printemps, les résultats d'une seule étude, fût-elle réalisée dans les règles de l'art, ne suffisent pas pour affirmer une vérité scientifique. Pour y voir plus clair, on réalise une méta-analyse, c'est-à-dire que l'on prend en compte l'ensemble des études ayant trait à un même sujet, et on réalise une étude statistique sur l'ensemble de leurs résultats. C'est ce qu'ont réalisé deux équipes en 2013, celle de Y. Rong et celle de J. Y. Shin, méta-analyses ayant respectivement porté sur 17 et 16 études indépendantes.

Leurs résultats sont identiques : la consommation d'œufs n'élève pas le risque de maladies cardio-vasculaires ; ni l'infarctus du myocarde ni les accidents vasculaires cérébraux ne sont augmentés. Manger des œufs réduit même de 25 % le risque d'hémorragie cérébrale.

Les études portant sur le métabolisme du cholestérol vont dans le même sens (Kanter M. M., 2012). D'abord, le cholestérol des aliments n'élève le cholestérol sanguin que chez un nombre restreint de personnes. Ensuite, il modifie la structure du cholestérol-LDL (le « mauvais cholestérol ») dans un sens qui le rend moins toxique pour les artères ; de plus, il augmente le cholestérol-HDL, le « bon cholestérol ». Enfin, il stimule des systèmes enzymatiques qui concourent à « nettoyer » les artères (Barona J., 2012).

Seul bémol : si vous souffrez d'un diabète, limitez-vous à un ou deux œufs par semaine. En effet, chez le diabétique, manger en moyenne plus d'un œuf par jour augmente le risque d'infarctus du myocarde. La raison ? Le diabète altère le transport du cholestérol dans l'organisme, et ce dernier ne parvient plus à bien utiliser le cholestérol des aliments.

Mais si vous n'êtes pas diabétique et que vous aimez les œufs, ne vous en privez pas ! Non seulement vous n'abîmerez pas vos artères, mais en plus vous bénéficierez de ses nombreux avantages.

- L'œuf est bon marché. Même « bio » (plus savoureux et sans doute plus sain que les œufs de poules élevées en batterie), il revient moins cher que la viande ou le poisson.
- L'œuf est rapide à préparer et se prête à de multiples recettes : omelette, œufs à la coque, œufs sur le plat, œufs brouillés, etc. (voir p. 221).
- L'œuf est riche en protéines, et il cale bien l'appétit.
- L'œuf dur constitue une excellente collation, qui rassasie bien, notamment si vous le préférez avec des crudités, par

exemple avec des tomates cerises, ou des quartiers de tomate agrémentés d'un peu de sel (pour le goût).

• L'œuf est l'un des aliments les plus riches en vitamine D, la vitamine dont le déficit est le plus fréquent en France. Or la vitamine D est bénéfique :

- sûrement pour la solidité des os ;
- sans doute pour prévenir certaines maladies (sclérose en plaques, maladies cardio-vasculaires et certains cancers) ;
- et… pour maigrir, la vitamine D diminue l'excès de graisse le plus dangereux pour la santé, celui présent dans l'abdomen (Rong Y., 2013).

CHAPITRE 9

Week-end, apéritif, restaurant, vacances...

La méthode 2-4-7 ne cherche pas à vous couper du monde. Au contraire, elle s'inscrit dans votre vie quotidienne ; à ce titre, comment passer sous silence ces moments bien agréables que constituent apéritifs, repas entre amis, ou encore les vacances ?

L'heure de l'apéritif

Vous pourrez maigrir tout en satisfaisant aux rites de l'apéritif, que ce soit en couple, en famille ou entre amis. Prenez-y plaisir tout en choisissant les alliés de votre régime.

Que boire ?

À l'apéritif, choisissez une boisson non sucrée. Vous avez le choix entre :

- Une boisson non alcoolisée :
  - un jus de tomate ;
  - un citron pressé (sans sucre, avec ou sans édulcorant) ;
  - une eau plate ;

– une eau gazeuse (Badoit, Perrier, Salvetat, etc.) ;
– une eau aromatisée non sucrée aux extraits de menthe, d'orange, de citron (Badoit, Volvic, Perrier, Salvetat, etc.) ;
– une boisson light.

• Une boisson alcoolisée :
– une coupe de champagne (brut, les autres sont trop sucrés) ;
– un verre de vin rouge ;
– un verre de vin blanc (mais sans liqueur de cassis, vous éviterez donc les kirs) ;
– un pastis ;
– un whisky (sec, avec un glaçon, de l'eau ou avec un Coca light) ;
– un gin (avec un glaçon, de l'eau ou avec un Schweppes light) ;
– un doigt de vodka ;
– un doigt de rhum.

Évitez, en revanche, les jus de fruits ainsi que les sodas sucrés, qu'ils soient consommés seuls ou en cocktail. Évitez aussi les boissons à la fois alcoolisées et sucrées : porto et autres vins cuits, cocktails avec soda sucré ou jus de fruits, bière.

Que manger ?

L'idéal est de croquer des crudités fraîches, tomates cerises, radis, morceaux ou bâtonnets de légumes : chou-fleur, concombre, endive, carotte, céleri en branche, etc. Évitez de les tremper dans de la crème fraîche ; en revanche, vous pouvez les accompagner d'un mélange de fromage blanc à 0 ou 3,2 % MG avec des herbes fraîches (fromage blanc à la menthe, fromage blanc à la ciboulette et au citron, fromage blanc à la menthe et au basilic, etc.).

Si vous souhaitez varier, optez pour des morceaux de légumes préparés dans du vinaigre (type « pickles » anglais) ou au piment (mais sans huile), ou encore pour des cornichons.

Quand vous voulez rendre votre apéritif plus consistant, présentez aussi certains aliments riches en protéines : œufs durs, œufs de caille, morceaux de jambon ou de saumon fumé. En revanche, évitez le fromage (billes de mozzarella, de fromage fondu en cubes, etc.), trop gras.

À l'apéritif, évitez :

- *Les olives*, noires ou vertes : même si elles sont bonnes pour votre santé, elles nuiront à votre ligne car elles sont très grasses.
- *Les fruits oléagineux* : cacahuètes, noix de pécan, noix du Brésil, noix de cajou, pistaches, amandes. En effet, à l'heure de l'apéritif, ils sont présentés sous une forme salée. Or, comme pour tous les aliments très salés, quand on commence à mettre la main dedans, on a du mal à s'arrêter. Pas idéal pour la ligne, car les fruits oléagineux sont aussi riches.
- *Les biscuits salés et les chips*, qui réunissent tous les ingrédients pour vous faire prendre du poids : riches en graisses et en glucides rapides, ils sont facilement stockés sous forme de graisses dans votre corps. Ils sont salés de façon excessive, ce qui conduit à en manger largement au-dessus de ses besoins : lorsqu'on commence à en manger un, on a du mal à ne pas en grappiller un deuxième, puis un troisième, etc. Enfin, on les propose à un moment très « social », l'apéritif, moment qui conduit la plupart d'entre nous à manger de façon « automatique », comme si les circuits nerveux qui contrôlent notre appétit ne fonctionnaient plus.
- *Les petites saucisses* et *Apéricubes de fromage*, trop gras.
- *Le tarama ou les préparations à base d'avocat* (guacamole), trop gras.

Recevoir chez soi

Nombreuses sont les occasions de recevoir chez soi ou de partager un repas en famille ou chez des amis. Les moments importants de la vie se célèbrent souvent autour d'une bonne table. La souplesse de la méthode 2-4-7 permet d'y participer. Prenez néanmoins certaines précautions, afin que ces moments de joie et de convivialité ne vous empêchent pas de maigrir.

Lorsque vous recevez chez vous, les choses sont relativement simples : vous êtes maître du jeu, c'est vous qui choisissez le menu.

L'apéritif

À l'apéritif, vous avez maintenant toutes les informations pour bien vous y prendre. Vous vous apercevrez que les tomates cerises, les radis et autres morceaux de légumes sont également appréciés par vos convives. Mais présentez-leur aussi des amuse-gueules auxquels ils sont habitués : biscuits salés, noisettes, olives, etc., tout du moins si vous vous sentez assez fort pour ne pas céder à la tentation.

L'entrée

En ce qui concerne l'entrée, vous proposerez une salade composée, mais n'hésitez pas à l'agrémenter de quelques morceaux de foie gras, d'écrevisses, d'avocat, de saumon fumé, etc. Afin de limiter la quantité d'huile dans la vinaigrette tout en donnant du goût à votre salade, choisissez une huile gorgée de saveurs comme celles d'olive ou de noix.

Autres options : le potage chaud ou une soupe froide (voir p. 38) ; ou encore les fruits de mer, pour vous, avec du citron ou des échalotes, mais sans mayonnaise ni pain.

Le plat principal

Pour le plat principal, vous présenterez une viande ou du poisson, avec, bien sûr, des légumes (voir p. 28). Si vous y adjoignez des féculents, vous les cuisinerez avec peu de matières grasses et en prendrez en moindre quantité que les légumes, voire pas du tout si vous souhaitez perdre au plus vite vos premiers kilos. Proposez du pain à vos convives, mais laissez circuler le panier sans vous servir.

Lorsqu'on reçoit, bonne chère est souvent synonyme de plat de viande en sauce traditionnel, parfois très gras. Dans ce cas, servez-vous un beau morceau de viande, beaucoup de légumes, mais modérez les quantités de sauce ; pourquoi ne pas la servir à part, dans une saucière ? Et, pour éviter que ce plat ne pèse trop lourd sur la balance, évitez complètement pain et féculents si vous faites la part belle à la sauce...

Fromage et dessert

Si vos convives les apprécient, pensez à présenter le plateau de fromages, sans y toucher vous-même...

Et en ce qui concerne le dessert, prévoyez une préparation à base de fruits comme une salade de fruits ou des pommes au four à la cannelle, quitte à présenter aussi une mousse ou un gâteau au chocolat à vos convives ; et si, comme Oscar Wilde, vous « résistez à tout sauf à la tentation », servez-vous une lichette de mousse ou de gâteau, en l'accompagnant d'une belle part de salade de fruits : ainsi, vous ne vous sentirez pas exclu des festivités.

Au cours de l'étape 2, si vous avez choisi le bonus 7 « pâtisseries », n'hésitez pas à prendre une part entière de la pâtisserie – tout du moins, si vous avez suffisamment faim pour cela.

Dîner chez des amis

Si vous êtes en cours d'étape 1, vous avez intérêt à n'accepter que les invitations de vos amis intimes ou de votre famille, afin de pouvoir leur demander de préparer un apéritif puis un menu (au moins pour vous) compatible avec votre projet (voir pages précédentes). Votre hôte saura répondre à votre motivation de maigrir vite en vous préparant des « petits plats » adaptés.

Pour résister aux tentations

Si vous avez peur de ne pas résister aux amuse-gueules ou craignez de vous resservir à table, établissez une « ligne de défense » avant même de partir de chez vous : une heure environ avant d'arriver chez vos amis, prenez un œuf dur avec des tomates cerises, des radis ou des dés de légumes. Ces aliments vous caleront et vous calmeront. Autre option, un potage de légumes ou encore un yaourt et un fruit. Vous serez ainsi plus serein en arrivant chez vos amis.

Au cours de l'étape 2, répondez aux diverses invitations, mais soyez vigilant à l'heure de l'apéritif, puis goûtez à chaque plat tout en limitant les quantités et sans vous resservir. Évitez le pain.

Pas de panique, j'apprends à compenser

Après un repas riche, il est habituel que la balance accuse le lendemain 1 à 2 kilos de plus. Pas de panique : cette prise de poids correspond, pour les trois quarts, aux aliments en transit dans les intestins ainsi qu'à de l'eau retenue dans votre corps par la richesse en sel du repas : les repas de fête sont généralement plus salés que les repas de tous les jours. Seul un quart du poids pris sur la balance revient à un stockage de graisses dans votre corps. Les jours suivants, vous allez spontanément perdre le poids correspondant aux aliments en transit et à la rétention d'eau. Pour ce qui est de la graisse, elle disparaîtra plus lentement.

Une succession de repas festifs ralentirait bien sûr votre perte de poids. Sauf circonstances exceptionnelles (fêtes de fin d'année, mariage, baptême, anniversaire, etc.), vous avez donc intérêt à en limiter la fréquence au cours des étapes 1 et 2.

Par ailleurs, si vous voulez perdre rapidement les kilos pris au cours d'un repas riche, d'un week-end gourmand ou d'une semaine de vacances, apprenez à compenser : ne prenez dans les jours qui suivent ni vin, ni chocolat, ni féculent. Vos journées se composeront donc de 2 repas (déjeuner et dîner) avec protéines et légumes, et 4 collations. Cette phase d'accélération (voir p. 106) durera entre 24 heures et une semaine en fonction des kilos repris et des capacités de votre organisme à les perdre.

Brasseries, restaurants traditionnels, etc.

Si les repas au restaurant font partie de votre quotidien, s'ils sont incontournables en raison de votre profession, il vous faudra être particulièrement attentif : choisissez la formule plat unique + café plutôt que le menu. Plus rarement, les formules entrée + plat ou plat + dessert.

Les brasseries ou les restaurants à la française proposent généralement une grande variété de plats. Le tout est de bien choisir…

L'entrée

Optez pour une entrée riche en protéines ou en fibres, mais pauvre en glucides et en graisses. Ainsi, préférez :

- le plateau de fruits de mer ou le saumon fumé plutôt que le feuilleté aux langoustines ;
- la salade aux miettes de foie gras ou aux gésiers plutôt que les deux tranches de foie gras avec leurs toasts ;
- la salade de fruits de mer plutôt que la quiche au saumon ;
- le melon au jambon de Bayonne plutôt que l'assiette de cochonnailles.

Le plat principal

Les plats de viande ou de poisson proposés dans les restaurants sont souvent gras, et vous n'y pouvez rien ; c'est donc sur l'accompagnement qu'il vous faudra jouer : privilégiez les légumes, et évitez les aliments riches en glucides (féculents et pain) :

– une salade verte plutôt que des frites avec le steak tartare ;
– de la ratatouille, du fenouil ou des épinards avec le poisson plutôt que des pommes de terre ;
– un steak grillé avec haricots verts plutôt que le steak au poivre avec du riz.

Vous éviterez le pain, les fritures, les sauces grasses, et vous ne vous sentirez pas obligé de terminer votre plat.

En ce qui concerne le plateau de fromages, faites l'impasse...

Le dessert

• Au cours des étapes 1 et 2, trois solutions pour votre dessert :

– la salade de fruits ;
– le fromage blanc ;
– ou... faire l'impasse et passer directement au café. C'est la meilleure solution, elle vous permettra de garder fruits et laitages pour vos collations. En revanche, s'il vous fait envie, dégustez le carré de chocolat souvent présenté avec le café.

• Au cours de la stabilisation, votre choix sera plus large, mais préférez :

– *le sorbet au chocolat amer* avec sa crème légère plutôt que la mousse au chocolat ;
– *le bavarois au coulis de fruits, le sorbet ou la salade de fruits au kirsch* plutôt que la crème brûlée ou la coupe de glace avec la crème chantilly ;
– *du fromage blanc* plutôt que la crème fraîche pour accompagner votre *tarte aux fraises* ou votre *tarte Tatin*...

Au restaurant : quelques conseils

• Évitez le pain, mais prenez, si vous le souhaitez, un ou deux verres de vin.
• Mangez lentement.
• Buvez de l'eau (plate ou gazeuse selon vos goûts), plutôt que manger du pain en attendant que le service se fasse ou que vos convives aient terminé leur plat.

Restaurants à thème

Au cours de l'étape 1, vous serez prudent avec les pizzerias, crêperies, restaurants chinois, couscous ou encore les fast-foods, car ces restaurants proposent essentiellement des plats à base de féculents. Pourtant, me direz-vous, vous avez « droit » à 4 repas avec féculents dans l'étape 1. Certes, mais pour que ces féculents ne vous empêchent pas de maigrir à bonne allure, il est souhaitable de les consommer avec des légumes et peu de matières grasses (voir p. 67). Or c'est le plus souvent l'inverse au restaurant : les plats y sont cuisinés avec beaucoup de beurre ou d'huile, et servis sans légumes. Il vous reste néanmoins une option si vous souhaitez y accompagner des amis, collègues ou membres de votre famille : commander un plat de viande ou poisson avec des légumes (cette option sera certes plus aisée à réaliser avec la cuisine japonaise qu'avec un couscous). Sinon, soyez patient, l'étape 2 puis surtout la stabilisation vous offriront un choix plus large.

Au cours de l'étape 2, vous pourrez aller déguster un plat typique proposé par l'un de ces restaurants deux fois par mois ; au cours de la stabilisation, ce sera plus souvent, mais restez vigilant quant au choix des plats.

La pizzeria

Pendant l'étape 2 et la stabilisation, les repas à la pizzeria peuvent fort bien s'harmoniser avec votre objectif minceur, si vous suivez ces quelques conseils.

• Choisissez : un plat de pâtes ou une pizza, mais pas les deux.
• Vous n'avez besoin ni de pain ni d'un plat de viande : c'est la garniture de la pizza qui complétera en protéines d'origine animale les protéines d'origine végétale de la pâte à pain.
• Autre solution, le parmesan râpé dont vous saupoudrez vos pâtes.
• Soignez la garniture. Choisissez plutôt une pizza classique : napolitaine, marguerite, quatre-saisons, *capriciosa diavola :* ce sont les moins grasses. Attention aux pizzas *calzone*, plus riches en pâte et en graisses. Évitez d'ajouter de l'huile pimentée : cela augmenterait de trop l'apport en graisses de votre pizza, et favoriserait une prise de poids, même si c'est de l'huile d'olive.
• Si la garniture de pizza comporte peu de légumes, ou si vous prenez des pâtes, commandez également une salade verte, une salade de tomates (mais sans mozzarella), ou des légumes grillés afin d'avoir un apport suffisant en fibres.
• Terminez par un sorbet ou une salade de fruits.

Le restaurant chinois

Les restaurants chinois proposent des repas économiques, exotiques et souvent savoureux. Au restaurant chinois, vous avez quatre alliés :

– la cuisson à la vapeur, grâce à la marmite en bambou qui ne nécessite pas l'adjonction systématique de matière grasse ;

– le riz nature ;
– le thé, qui remplace avec bonheur le vin ;
– les baguettes, qui obligent à manger lentement…

Le riz nature peut être remplacé par d'autres sources de glucides lents : les nouilles ou les galettes pour nems, elles aussi réalisées à base de riz ; les haricots noirs ; les vermicelles chinois, provenant d'un mélange entre haricots mungo et tapioca (fécule de manioc).

Vous éviterez en revanche le riz cantonais, plus gras. De même, vous choisirez les plats préparés à la vapeur ou grillés plutôt que frits.

Lorsqu'il n'y a pas de légumes dans votre plat, commandez un potage aux légumes, ou une salade. Les associations potage puis dim sum (ou « petites bouchées ») à la vapeur, ou encore salade avec des rouleaux de printemps ou des rouleaux impériaux ou des nems constituent des repas équilibrés. Et le canard laqué choisi de temps en temps n'empêchera pas votre poids de descendre. Pour ce qui est du dessert, il est facile de choisir un sorbet ou une salade de fruits exotiques.

Le restaurant japonais

S'il est un restaurant dont le nom évoque la ligne, c'est bien le restaurant japonais. De l'étudiante à la cadre dynamique, nombreuses sont celles qui en raffolent pour la pause déjeuner. Parmi les hommes les avis sont plus partagés ; beaucoup en sortent en ayant encore faim. Comment y choisir ses plats pour mincir tout en se sentant rassasié ?

• Les sashimis sont des morceaux de poisson cru, souvent du thon ou du saumon, présentés tels quels, sans riz. Accompagnés traditionnellement par la salade de choux et la soupe (en fait plus un bouillon qu'un potage de légumes), ils constituent un repas compatible avec l'étape 1. Pour vous sentir rassasié à la sortie du restaurant, consommez chacun, sashimis, salade et soupe, à votre faim.

• Les sushis et les makis apportent du riz ; vous les réserverez donc aux 4 repas hebdomadaires prévus avec un féculent. En fonction de leurs tailles, vous prendrez entre 4 et 6 sushis, ou 6 à 10 makis. Vous y associerez, selon votre faim, salade de choux, soupe et sashimis.

• Qu'elle soit salée ou sucrée, la sauce soja est légère. Si vous aimez y tremper sashimis, makis ou sushis, n'hésitez pas.

• Lorsque vous aurez envie de varier, tournez-vous vers le bol de riz avec émincé de bœuf, ou encore la brochette de poisson associé à de fines tranches de viande. En revanche, les boulettes de viande, les « cheese brochettes » ainsi que les nouilles sautées sont trop grasses.

Le couscous

Malgré une idée reçue, on peut rester mince tout en allant dans un restaurant de couscous. Voici quelques conseils pour y parvenir :

- évitez l'entrée ;
- choisissez la brochette d'agneau ou le poulet plutôt que le mouton, la boulette de viande ou la merguez ;
- prenez beaucoup de légumes de manière à avoir dans votre assiette plus de légumes que de semoule ;
- délaissez le pain, qui ferait doublon avec la semoule ;
- évitez les desserts orientaux, particulièrement riches en sucre et en graisses, et prenez plutôt une salade d'oranges à la cannelle, quelques dattes ou, pourquoi pas, un thé à la menthe...

La crêperie

Que ce soit entre amis ou en famille, un repas à la crêperie constitue souvent un plaisir à la fois gourmand, décontracté et (relativement) bon marché. La pâte à crêpes est composée de lait, de farine, d'œufs et d'huile.

Pour faire des crêpes salées, encore appelées galettes, on réalise généralement la pâte avec de la farine de blé noir, ou farine de sarrasin. Lorsqu'on la choisit fourrée de légumes et/ou accompagnée d'une salade verte, la galette constitue un plat équilibré et complet. Pour les crêpes sucrées, c'est le plus souvent de la farine de blé classique, ou farine de froment.

Si vous mangez souvent à la crêperie, ces quelques conseils vous seront utiles pour continuer à perdre du poids sans changer vos habitudes.

- Afin d'éviter que votre crêpe ne soit trop grasse, demandez que la pâte à crêpe soit cuite avec peu de beurre voire sans. C'est facile si le restaurateur utilise des crêpières électriques.
- Limitez-vous à deux crêpes : deux salées, ou une salée et une sucrée. Autre option, plus légère : une crêpe salée bien garnie, puis vous partagez une crêpe sucrée avec votre conjoint.
- En ce qui concerne la crêpe salée, choisissez une garniture riche en protéines : jambon, gruyère ou œuf. Autre option, plus originale, une crêpe au thon, au saumon (sans crème), aux coquilles Saint-Jacques, etc. Demandez également des légumes dans votre garniture : tomates, ratatouille, champignons, oignons, épinards, etc. En leur absence, faites-vous apporter une salade verte ou une salade de tomates avec votre galette.
- Pour la crêpe sucrée, choisissez la sobriété, c'est-à-dire une seule garniture et non plusieurs : crêpe au beurre, ou au

chocolat, ou au citron, ou aux fruits rouges, ou à la banane, ou à la compote de pommes (flambée au calvados, c'est encore meilleur), etc. Évitez la boule de glace et la crème chantilly.

• Si vous appréciez le cidre, prenez-en une ou deux bolées, et choisissez du cidre brut (le moins sucré). Pour vous désaltérer, buvez de l'eau.

Manger en vacances

Que l'on parte plusieurs semaines ou un week-end prolongé, que l'on séjourne chez des amis ou en club, il n'est pas toujours facile de suivre un régime pendant les vacances. Ces instants privilégiés doivent être avant tout un moment de détente, et non une période de stress. C'est pourquoi, s'il vous paraît difficile de vous restreindre pendant les vacances, je vous propose de mettre votre projet entre parenthèses : il sera toujours temps de le reprendre après.

Votre objectif pour cette période de vacances sera alors de stabiliser votre poids, c'est-à-dire au moins de ne pas reprendre les kilos perdus précédemment. Les conseils qui suivent vous aideront.

• Au petit déjeuner, évitez les viennoiseries et préférez un fruit frais plutôt qu'un jus de fruit.

• À midi, faites un repas léger, vous serez ainsi plus en forme pour nager, visiter ou faire du sport dans l'après-midi. Trois options :

- salade composée ;
- grillade (viande, volaille ou poisson) + légumes ou salade ;
- repas sur le pouce, pratique lors d'une excursion, ou sur la plage (voir p. 204-205).

• Si vous avez faim dans l'après-midi, mangez des fruits.

• Le soir, profitez d'un repas plus gastronomique, en prenant quelques précautions :
- entrée de crudités, salade, potage ou fruits de mer ;
- plat principal avec féculents et légumes ;
- ni pain ni fritures ;
- dessert à base de fruits (tarte, clafoutis, salade de fruits) ; sorbets.

CHAPITRE 10

Au travail, comment faire ?

Si vous travaillez, il est probable que vous n'ayez pas le temps de rentrer déjeuner chez vous. Une première option consiste à déjeuner au restaurant ; après la lecture des pages précédentes, vous saurez désormais comment vous y prendre. Une option qui prend néanmoins du temps et revient vite cher. D'autres solutions sont plus rapides et moins onéreuses.

Le restaurant d'entreprise

Les Français sont de plus en plus nombreux à prendre leur repas au restaurant d'entreprise, habituellement un self-service.

- En guise de plat principal, prenez un plat de viande ou de poisson avec des légumes (mais sans féculent).
- En ce qui concerne l'entrée, optez pour le buffet de crudités ; agrémentez-les de vinaigre, mais pas d'huile étant donné que votre plat principal en comportera probablement. Autre option, ne pas prendre d'entrée.
- Évitez de cumuler les plats gras ; si votre viande est accompagnée de sauce ou vos légumes de beurre, ne mettez pas de vinaigrette sur les crudités, et inversement.

• Au cours de l'étape 1, évitez les féculents et le pain : dans les selfs, les féculents sont souvent trop gras, et le pain de mauvaise qualité. Il vaudra mieux prendre chez vous les repas prévus avec féculents (4 par semaine).

• Terminez par un carré de chocolat avec le café. Si vous souhaitez un dessert, prenez un yaourt et/ou un fruit, et réduisez d'autant le nombre de fruits et de laitages prévus pour vos collations.

Si votre « cantine » n'est ni très savoureuse ni conviviale, la meilleure solution sera d'y aller le moins souvent possible, et de vous tourner vers l'une des formules à emporter proposées pages 203-205.

Fast-food, sandwich et cafétéria

Les repas proposés par les fast-foods nord-américains sont trop gras pour que l'on puisse maigrir en y allant souvent : songez qu'un repas comprenant un hamburger, une portion de frites de 100 g et un chausson aux pommes fournit déjà à une femme les deux tiers de graisses qu'elle devrait prendre dans la journée ! Par ailleurs, ces repas sont pauvres en vitamines, minéraux et fibres. Quelques conseils néanmoins pour limiter les dégâts :

• Choisissez le hamburger de base (le plus simple et le moins cher) ; délaissez les cheese burger, double burger et autres royal et big burger : ils sont trop gras.

• Prenez une salade plutôt que des frites ; lorsque vous tenez vraiment aux frites, prenez une petite portion, et non une grande ;

• Remplacez le Coca-Cola classique par un verre d'eau plate ou pétillante, ou, plus rarement, un verre de Coca light.

• Remplacez les desserts (le plus souvent très riches) par un fruit, une salade de fruits et/ou un café.

La restauration rapide se décline également sur le mode français :

• Vous préférerez alors un sandwich au pain complet ou au pain de seigle plutôt qu'au pain blanc.

• Vous éviterez la mayonnaise ou le beurre, et les remplacerez par une sauce au fromage blanc et aux herbes.

• Vous prendrez des crudités (tomate, salade, cornichon) dans votre sandwich, ou, mieux, l'accompagnerez d'une barquette de crudités.

À la cafétéria, le mieux est de prendre une salade composée. Lorsque vous voulez varier, tournez-vous vers le croque-monsieur, la portion de pizza, la tarte aux légumes, un sandwich ou un hot-dog, accompagnés d'un petit panier de crudités à croquer ou de quelques feuilles de salade. En revanche, évitez les produits les plus gras tels que le friand à la viande ou au fromage, la quiche, le croissant au fromage et autres viennoiseries.

Manger au bureau

Apporter son déjeuner de chez soi, ou l'acheter à la supérette du coin, c'est la solution la plus sûre pour maigrir et la plus économique. Cela sera d'autant plus agréable que vous disposerez d'un coin cuisine au bureau, et que certains collègues auront la même idée. Et d'autant plus pratique que ce coin cuisine disposera d'un réfrigérateur et d'un micro-ondes. Trois options sont envisageables :

• *La première* : préparer la veille au soir une plus grande quantité de votre plat du dîner afin d'en emporter le lendemain une part dans une boîte hermétique. Il vous suffira alors de disposer d'un four à micro-ondes pour le réchauffer à midi. *Idem* si vous achetez un plat préparé du commerce (encore faut-il qu'il remplisse les conditions du plat principal, voir p. 17).

• *La seconde* : confectionner une salade composée, à emporter elle aussi dans une boîte hermétique. Puis l'assaisonner sur votre lieu de travail, à partir du moment où celui-ci comporte un coin cuisine où ranger huile et vinaigre.

Salades rapides à préparer[1]

Exemple 1 : trois ou quatre œufs durs avec une ou deux tomates et une miniboîte de haricots verts.
Exemple 2 : trois ou quatre tranches de saumon fumé avec une salade de champignons de Paris au citron.
Exemple 3 : du maquereau au vin blanc avec une salade verte et une sauce au vinaigre balsamique.
Exemple 4 : un beau blanc de poulet avec de la moutarde à l'ancienne et une salade d'endives avec tomates et radis, accompagnés d'une sauce au Tabasco.
Exemple 5 : une salade composée avec quinze bâtonnets de surimi, du concombre à la ciboulette, de la salade verte.
Exemple 6 : quatre tranches de jambon cuit et un méli-mélo de légumes à la croque (concombre, tomates, bouquets de chou-fleur, radis, champignons de Paris).
Exemple 7 : une salade composée avec du thon au naturel, du concombre, des tomates et de la salade verte assaisonnée d'une sauce à l'aneth.

• *La troisième*, le repas sur le pouce. C'est la plus pratique, mais la moins savoureuse des options. À réserver aux jours où vous voyagez en train, mangez en voiture, ou encore

1. Voir également les recettes de salades composées pages 221-228.

déjeunez tout en travaillant sur votre clavier d'ordinateur. Particulièrement pratique également, si vous achetez votre repas au dernier moment dans une supérette. Le plat sur le pouce vous procurera lui aussi un repas riche en protéines et légumes, à la fois rassasiant et léger. Avec un intérêt en plus : vous n'avez même pas besoin d'assiette et de couverts !

Pour ce qui est de l'apport en protéines de vos repas sur le pouce, vous choisirez entre les œufs durs, le jambon, la viande des Grisons, un blanc de poulet, etc.

Vous accompagnerez cet aliment riche en protéines de légumes à consommer à la croque : tomates cerises ; bâtonnets de concombre, fenouil ou carottes ; radis ; bouquets de chou-fleur ; etc.

CHAPITRE 11

Trucs et astuces pour cuisiner facile

Minceur, saveurs et repas en famille : pas toujours facile de tout concilier ; les conseils qui suivent sont là pour vous y aider. L'objectif est de réaliser une cuisine qui soit à la fois :

- légère et copieuse, légère pour maigrir, copieuse (et rassasiante) pour tenir ;
- saine et savoureuse, saine pour la forme et la santé, savoureuse pour le plaisir ;
- facile et rapide, pour coller à votre mode de vie.

Pour vous y aider, mon propos ne sera pas de vous proposer des recettes de cuisine longues et fastidieuses qui risqueraient plus de vous « prendre la tête » que de vous simplifier la vie. Non, ce que je souhaite, c'est vous faire partager certains « trucs et astuces » qui vous seront utiles pour rendre vos plats plus savoureux, très simplement et dans de multiples circonstances.

Ces trucs et astuces vous permettront :

- de vous organiser au mieux ;
- de varier les saveurs avec les épices, herbes et condiments ;
- de découvrir les méthodes de cuisson les plus saines ;
- de préparer des salades composées nourrissantes et complètes ;

– de confectionner des sauces et vinaigrettes légères ;
– de réaliser des desserts bons et légers à la fois.
Tout commence par…

Une bonne organisation

Pour préparer sans stress des petits plats maison, sains et équilibrés, il faut avant tout s'organiser ! Certaines astuces peuvent vous y aider :

• Élaborez des menus sur 1 ou 2 semaines : cela demande un peu de travail au début, mais ensuite, quels soucis en moins !

• Faites vos courses avec une liste de plats à réaliser pour la semaine : prévoyez les ingrédients frais indispensables, plus un stock de surgelés et de conserves incontournables qui vous aideront à préparer des petits plats de dernière minute. Et n'hésitez pas à acheter des légumes et fruits issus de la quatrième et de la cinquième gamme, c'est-à-dire prêts à l'emploi : les premiers, telles les salades vertes en sachet, sont des produits frais déjà lavés et coupés puis conditionnés sous atmosphère protectrice (à base de vide ou de gaz), les seconds des aliments déjà cuits et conditionnés sous vide.

• Pour plus de simplicité et de diversité, réalisez une cuisine d'assemblage avec, pour un même plat, des aliments frais mais aussi surgelés ou en conserve.

• Délivrez-vous de la structure parfois « pesante » des repas traditionnels avec entrée, plat principal, fromage ou laitage et dessert. Avant toute chose, concentrez-vous plutôt sur le plat principal, composé de légumes, de « protéines » (viande, volaille, poisson ou œuf) et, certaines fois, de féculents. Ce plat se suffit à lui-même, à partir du moment où il est complété par les collations.

• Cuisinez en double portion lorsque cela est possible : ce que vous n'aurez pas consommé le jour même pourra être servi le lendemain (les plats sont souvent meilleurs réchauffés) ou congelé pour la semaine suivante. Si vous en avez le temps et l'envie, vous pouvez aussi préparer tous les plats de la semaine le week-end qui précède, puis les congeler. Ainsi vous serez déchargé de toute contrainte culinaire pendant plusieurs jours.

Herbes, épices et condiments : manier les saveurs

Herbes, épices, condiments et aromates, autant de moyens pour accommoder tous les types de produits (viandes, poissons, œufs, légumes, féculents) et vous donner l'occasion de composer des plats aux saveurs typées. De plus, ils sont pour la plupart sources de vitamines et minéraux bénéfiques pour la santé.

Les herbes, épices et condiments complètent les sauces et les assaisonnements lorsqu'on doit limiter les matières grasses comme le beurre, l'huile ou la crème ; sans apporter de calories, ils parfument agréablement les plats et vous aideront ainsi à cuisiner de façon à la fois légère et savoureuse.

Les herbes aromatiques	
Laurier POUR ACCOMPAGNER Marinades de viandes, bouquets garnis, cuisine provençale (en association avec les herbes de Provence, le thym). IDÉES DE RECETTES • Poulet César (aux feuilles de laurier) au four, • Sauce tomate, • Tomates à la provençale.	**Marjolaine ou origan** POUR ACCOMPAGNER Viandes (bœuf, volailles, lapin), tomates, vinaigres, œufs. IDÉES DE RECETTES • Sauce tomate, • Grillade de bœuf à l'origan. **Romarin** POUR ACCOMPAGNER Viandes et poissons grillés, légumes (tomates), farces.

IDÉES DE RECETTES • Concassée de tomates, • Grillade de veau ou d'agneau au romarin. **Sauge** POUR ACCOMPAGNER Viandes (veau). IDÉE DE RECETTES • Paupiette de veau roulée à la sauge.	**Thym** POUR ACCOMPAGNER Viandes grillées, farces, marinades, bouquets garnis, salades, tomates. IDÉES DE RECETTES • Tomates à la provençale, • Grillade de bœuf au thym.
Les fines herbes	
Aneth POUR ACCOMPAGNER Saumon, et autres poissons. IDÉES DE RECETTES • Sauce verte à l'aneth (p. 232), • Sauce au fromage blanc et au raifort (p. 235), • Bricks aux épinards et à l'aneth, • Tartare de saumon à l'aneth. **Basilic** POUR ACCOMPAGNER Tomates, salades, pâtes. IDÉES DE RECETTES • Soupe glacée à la tomate et au basilic, • Salade verte au basilic, • Poêlée de haricots verts aux échalotes et au basilic. **Cerfeuil** POUR ACCOMPAGNER Œufs, salades, potages, viandes (volailles, lapin).	IDÉES DE RECETTES • Omelette au cerfeuil, • Potage aux légumes et au cerfeuil. **Ciboulette** POUR ACCOMPAGNER Œufs, salades, potages. IDÉES DE RECETTES • Œufs cocotte à la ciboulette, • Sauce à la moutarde à l'ancienne (p. 230). **Coriandre** POUR ACCOMPAGNER Légumes (courgettes, aubergines), viandes. IDÉES DE RECETTES • Boulettes de bœuf sauce verte, • Courgettes à la coriandre, • Caviar d'aubergine à la coriandre, • Aubergine farcie au chèvre et à la coriandre, • Tajine de légumes à la coriandre.

Estragon POUR ACCOMPAGNER Poulet, veau, œufs, salades, tomates. IDÉES DE RECETTES • Œufs en gelée à l'estragon, • Poulet à l'estragon, vinaigrette à l'estragon, • Cocotte de lapin à la moutarde et à l'estragon. **Menthe** POUR ACCOMPAGNER Thé, salades, fruits (fraises, framboises, oranges), marinades de viandes.	IDÉES DE RECETTES • Boulettes de bœuf sauce verte, • Salade de fruits à la menthe, • Brochettes de volaille à la menthe. **Persil** POUR ACCOMPAGNER Viandes, poissons, légumes, décoration des plats. IDÉES DE RECETTES • Légumes persillés, • Potages de légumes, • Courgettes farcies au bœuf et persil.
Les épices	
Anis étoilé (ou badiane) POUR ACCOMPAGNER Viandes (bœuf, volailles). IDÉES DE RECETTES • Bœuf à l'anis étoilé, • Curry de volaille. **Cannelle** POUR ACCOMPAGNER Fruits (pommes, pêches, oranges, poires, rhubarbe), poissons, viandes. IDÉES DE RECETTES • Fruits d'hiver à la cannelle, • Crumble aux pêches et à la cannelle, • Poulet à l'indienne. **Carvi (ou cumin)** POUR ACCOMPAGNER Chou, poissons, viandes.	IDÉES DE RECETTES • Chou braisé au carvi, • Poisson grillé au cumin. **Clou de girofle** POUR ACCOMPAGNER Pommes, marinades de sauces au vin rouge. IDÉE DE RECETTES • Poulet à l'indienne. **Curry** POUR ACCOMPAGNER Viandes (veau, volailles), poissons, légumes. IDÉES DE RECETTES • Curry de lotte, • Poulet au curry, • Petits légumes au curry.

Gingembre POUR ACCOMPAGNER Marinades de viandes (poulet, veau, dinde). IDÉES DE RECETTES • Poulet au gingembre, • Brochettes de dinde au gingembre. **4 épices** (cannelle, gingembre, girofle, muscade) POUR ACCOMPAGNER Œufs, viandes (volailles, lapin). IDÉE DE RECETTES • Œufs brouillés aux épices. **Muscade** POUR ACCOMPAGNER Œufs, lait, flans. IDÉE DE RECETTES • Flan de légumes.	**Paprika** POUR ACCOMPAGNER Œufs, viandes (bœuf, poulet), poissons. IDÉES DE RECETTES • Œufs sur le plat au paprika, • Poisson grillé accompagné d'une sauce au fromage blanc et au paprika. **Piment** POUR ACCOMPAGNER Tomates, marinades. IDÉES DE RECETTES • Sauce tomate, • Poivrons grillés. **Safran (ou curcuma)** POUR ACCOMPAGNER Plats orientaux. IDÉE DE RECETTES • Tajine de poulet aux citrons confits.
Les condiments	
Ail, oignons, échalotes POUR ACCOMPAGNER Bases de la cuisine : cuisson des viandes, des poissons, des légumes. IDÉES DE RECETTES • Filet de cabillaud à la moutarde et aux échalotes, • Ratatouille, • Sauce tomate, • Rôti de veau au lait et à la purée d'ail.	**Bouillon de poule dégraissé, pot-au-feu dégraissé** POUR ACCOMPAGNER Cuisson des légumes, des viandes. IDÉES DE RECETTES • Rôti de veau à la provençale, • Lapin à la moutarde. **Citron, vinaigre** POUR ACCOMPAGNER Sauces, marinades de viandes et de poissons.

IDÉES DE RECETTES
• Sauce au yaourt citronnée,
• Carpaccio de saumon à l'aneth.

Concentré, coulis, concassée de tomates

POUR ACCOMPAGNER
Œufs, viandes (bœuf, volailles, lapin, veau), poissons.

IDÉES DE RECETTES
• Rôti de veau à la provençale,
• Filet de cabillaud à la concassée de tomates,
• Lapin niçois,
• Omelette à la tomate et aux oignons.

Cornichons

POUR ACCOMPAGNER
Accompagnement des viandes froides et des charcuteries (jambon), salades composées.

IDÉE DE RECETTES
• Salade de jambon, tomates, poivrons et cornichons.

Moutarde

POUR ACCOMPAGNER
Sauces, avec des viandes, marinades de viandes, cuisson des viandes ou des poissons.

IDÉES DE RECETTES
• Lapin à la moutarde,
• Filet de cabillaud aux échalotes et à la moutarde,
• Brochette de dinde au gingembre,
• Sauce gribiche,
• Sauce mayonnaise.

Raifort

POUR ACCOMPAGNER
Sauces épicées.

IDÉES DE RECETTES
• Sauce au fromage blanc et au raifort,
• Saumon à l'aneth.

Sauce soja, nuoc-mâm

POUR ACCOMPAGNER
Légumes, marinades des viandes et des poissons.

IDÉES DE RECETTES
• Courgettes et fenouil salés au nuoc-mâm,
• Poulet à la chinoise.

Tabasco

POUR ACCOMPAGNER
Jus de tomate, sauces épicées.

IDÉES DE RECETTES
• Sauce cocktail,
• Sauce piquante.

La sauce soja et le nuoc-mâm

• La sauce soja, que l'on appelle aussi « shoyu », est fabriquée à partir d'extraits de soja et de sel. Très parfumée, elle est souvent utilisée dans les marinades « à la chinoise », avec du gingembre et parfois du saké. Elle existe sous plusieurs marques : arôme Saveur (Maggi), Soy Sauce Kikkoman, Light Superior Soy Sauce (Pearl River Bridge), Soya Sauce Blue Dragon, etc.
• Le nuoc-mâm est une sauce très salée à base d'anchois et de sel. Il s'utilise donc à la place du sel, et parfume de façon originale le riz basmati. Vous le trouverez sous des marques importées de Thaïlande, par exemple le Nuoc-Mâm Cock Brand importé par Tang Frères SA.
• Pensez aussi au Viandox, fabriqué à partir d'extraits végétaux. Il est très concentré en saveurs, et quelques gouttes suffisent pour parfumer les pâtes, le riz, les légumes, la viande ou les œufs.

Les bouillons de viande ou de légumes, les fumets de poisson

Les bouillons cubes et les fumets de poisson sont des mélanges aromatiques qui contiennent en général un exhausteur de goût, de l'oignon, des arômes, des épices et aromates, et des matières grasses végétales et/ou animales avec, respectivement, un mélange de légumes pour les bouillons de légumes et du poisson pour les fumets de poisson. Ils peuvent servir à la cuisson des légumes, des viandes, des poissons, et constituer une base pour de nombreuses sauces.

Mode d'emploi : il est conseillé d'ajouter, pour la cuisson des légumes, des pâtes ou du riz, un cube de 10 g par demi-litre de liquide de cuisson ; et pour la confection d'une sauce, d'ajouter un cube de 10 g par quart de litre. En ce qui concerne le fumet, une cuillerée à café par personne est à délayer dans 100 ml de liquide. Selon les marques (Knorr, Maggi ou Amora), ils apportent des quantités très variables de graisses (ou lipides).

• Les bouillons de poule ou de volaille (Knorr) apportent en général 2,8 g de lipides par tablette de 10 g, soit l'équivalent d'un tiers de cuillerée à soupe d'huile.
Certains bouillons de légumes sont paradoxalement plus gras et contiennent jusqu'à l'équivalent des deux tiers d'une cuillerée à soupe d'huile (bouillons de légumes Maggi, Secret d'arômes Knorr).
• Les moins gras, et donc les plus recommandés dans le cadre d'un projet minceur, sont les cubes de bouillon de poule dégraissé (Amora), les cubes de pot-au-feu dégraissé (Amora) et le court-bouillon en poudre (Maggi). Ce sont eux que vous privilégierez au cours des étapes 1 et 2 de la méthode 2-4-7.

Les méthodes de cuisson

Pour maigrir puis rester mince, il est souhaitable de cuisiner de façon moins grasse qu'auparavant. Mais pour ne pas altérer les plaisirs de la table et tenir sur la longueur, il est également nécessaire de cuisiner de façon savoureuse. Comme vous le lirez dans les tableaux qui suivent, il existe de nombreuses façons de cuire légumes, viandes ou poissons en évitant les fritures ou les sauces grasses, mais sans se limiter à la cuisson à l'eau, souvent fade et peu encourageante. Ainsi, vous pourrez réaliser des plats propices à vous faire maigrir tout en étant appréciés par l'ensemble de la famille.

Pour celles qui impliquent des matières grasses, veillez à ne pas dépasser les quantités qui vous sont conseillées (voir p. 31).

Les grands types de cuisson « saveur »

Cuisson	Matériel	Principe
La cuisson à l'étouffée	Cocotte, sauteuse, casserole avec couvercle	L'aliment est mis dans le récipient avec un peu d'eau (1/2 à 1 verre), ou sans eau s'il est déjà très aqueux (par exemple les tomates, les courgettes, les champignons). Il cuit à feu doux avec un couvercle.
La cuisson braisée	Cocotte, sauteuse, casserole avec couvercle	L'aliment est préalablement revenu à feu vif avec de la matière grasse (huile, beurre ou mélange beurre + huile). Puis il finit sa cuisson avec un couvercle et à feu doux (à l'étouffée).
La cuisson sautée	Poêle, sauteuse, cocotte sans couvercle	L'aliment est revenu à feu vif dans une petite quantité de matière grasse, sans couvercle. La cuisson est courte.

Comment bien cuisiner les légumes sans matière grasse

Techniques	Recettes à base de légumes
Au four	
Cette technique de cuisson s'adresse surtout aux légumes naturellement riches en eau : – tomates (45 min th. 7) ; – aubergines (35 min th. 7) ; – courgettes (35 min th. 7) ; – champignons (25 min th. 7). Faire préchauffer le four. Enfourner ensuite les légumes préalablement assaisonnés et disposés dans un plat allant au four. Laisser cuire le temps nécessaire.	• Tomates à la provençale. • Aubergine farcie. • Caviar d'aubergine : faire cuire les aubergines entières et piquées à la fourchette pendant environ 45 min dans un four chaud, puis mixer la chair et la mélanger avec de l'ail, un bouquet de coriandre fraîche et du jus de citron, saler et poivrer. • Poivrons grillés ou salade de poivrons (avec de la laitue et des courgettes grillées).

Techniques	Recettes à base de légumes
Au four	
Cas particulier : cuisson en papillote Disposer les légumes dans un carré d'aluminium ménager. Assaisonner (sel, poivre, herbes aromatiques, épices), fermer et déposer la papillote dans un plat contenant un petit fond d'eau. Cuire au four.	• Courgettes à la provençale : disposer dans une cocotte allant au four des courgettes en rondelles avec des dés de tomate, un oignon en rondelles et une pointe d'ail écrasée, sel et poivre. Couvrir et laisser cuire environ 30 min th. 6. • Endives au jambon (avec une béchamel allégée). • Brochettes de légumes. • Papillote de tomates, champignons et oignons. • Papillote de courgette et aubergine à la sauge.
À l'eau (à l'anglaise)	
Faire bouillir un grand volume d'eau salée. Plonger les légumes et laisser frémir le temps nécessaire (préférez les légumes *al dente* afin de préserver au mieux leurs vitamines et leurs minéraux). Accompagner éventuellement d'un filet d'huile d'olive, d'une noix de beurre cru ou d'une cuillerée à soupe de crème fraîche.	• Tous les légumes peuvent être cuits de cette manière. Vous pouvez utiliser des légumes surgelés si vous avez peu de temps, mais les légumes frais sont souvent plus savoureux. • Cette technique permet aussi de préparer des potages maison.
À la vapeur	
Disposer les légumes dans un compartiment placé au-dessus d'un récipient d'eau (les cocottes spécial cuisson vapeur sont très pratiques) et laisser cuire sur le feu (l'eau doit bouillir) le temps nécessaire.	• Tous les légumes peuvent être cuits avec cette technique. • Vous pouvez aussi utiliser un autocuiseur, qui réduira le temps de cuisson des légumes.

Techniques	Recettes à base de légumes
À l'étouffée	
Cette technique de cuisson s'adresse surtout aux légumes naturellement riches en eau (tomates, aubergines, courgettes,salades, endives, épinards, champignons). Ceux-ci cuisent alors dans leur eau de constitution, dans un récipient clos (cocotte, autocuiseur, casserole à revêtement antiadhésif avec un couvercle). Disposer les légumes dans l'ustensile de cuisson. Assaisonner (sel, poivre, épices, herbes aromatiques), bien couvrir et laisser cuire sur feu doux en tournant de temps en temps.	• Salade cuite. • Épinards au curry. • Tomates au cerfeuil. • Aubergines à la coriandre. • Piperade basquaise. • Ratatouille.
Au micro-ondes	
Ce mode de cuisson donne de moins bons résultats lors de la cuisson des légumes.	

Comment bien cuisiner la viande sans matières grasses

Techniques	Recettes à base de viandes
Au four	
Choisir un morceau à rôtir. Disposer dans un plat avec des aromates (épices, herbes, oignons) et des légumes (carottes, chou, etc.). Enfourner dans un four préchauffé.	• Rôti de bœuf. • Gigot d'agneau à l'ail. • Poulet rôti aux herbes. • Blancs de poulet tandoori.
Au micro-ondes	
Cuire les légumes dans une cocotte à couvert avec un peu d'eau. Faire dorer la viande (si plat à brunir), puis la mettre dans un plat avec aromates (ail, épices, herbes) et cuire à couvert.	• Brochettes de porc au gingembre. • Pintade au chou. • Papillote de lapin aux poivrons.

Techniques	Recettes à base de viandes
Dans un bouillon	
Confectionner un bouillon de viande ou de poisson. Faire revenir la viande dans la cocotte, puis ajouter les légumes, les aromates et le bouillon.	• Bœuf braisé à la provençale. • Pot-au-feu. • Blanquette de veau. • Couscous. • Agneau au curcuma. • Porc au chou. • Filet de porc au citron. • Poulet aux champignons. • Poulet aux deux poivrons. • Cuisse de pintade au poivre vert. • Lapin en cocotte.
Au lait	
Amener le lait à ébullition, puis ajouter la viande et laisser cuire.	• Rôti de veau au lait et à l'ail. • Longe de porc au lait.
À la vapeur	
Utiliser un cuiseur vapeur. Sinon, disposer l'aliment dans sa papillote dans une casserole contenant un fond d'eau et couvrir.	• Papillote de veau au fenouil. • Papillote de poulet au citron.
À la poêle ou à la cocotte antiadhésive	
Faire revenir l'aliment dans une poêle bien chaude. Commencer par l'oignon (si inclus dans la recette), puis ajouter la viande, les aromates, les légumes.	• Escalope de dinde au romarin. • Lapin à la moutarde. • Filet de porc mariné aux fruits exotiques. • Sauté de veau basquaise. • Chili con carne.

Comment bien cuisiner le poisson sans matières grasses

Techniques	Recettes à base de poissons
Au four	
Assaisonner le poisson (sel, poivre, épices), et l'enfourner sur une grande plaque dans un four préchauffé.	• Saumon entier au curry. • Dos de cabillaud et oignons confits.
Au micro-ondes	
Déposer le poisson sur une assiette. Assaisonner (sel, poivre, herbes, épices) et cuire au micro-ondes avec un couvercle.	• Filet de flétan à l'aneth.
Dans un bouillon	
Préparer un court-bouillon. Plonger le poisson dans le liquide frémissant et laisser cuire.	• Cabillaud au court-bouillon. • Noix de saint-jacques à l'orange. • Filet de sole sauce blanche.
Au lait	
Faire bouillir le lait. Ajouter le poisson et laisser cuire.	• Filet de morue au lait.
À la vapeur	
Déposer la papillote dans une casserole contenant un fond d'eau. Cuire avec un couvercle. Vous pouvez aussi la faire cuire entre deux assiettes déposées sur une casserole d'eau bouillante.	• Papillote de sole aux petits légumes. • Choucroute au saumon.
À la poêle ou à la cocotte antiadhésive	
Faire chauffer la poêle. Puis faire griller le poisson, et assaisonner.	• Saumon grillé à l'unilatéral. • Filet de flétan aux légumes

Comment bien cuisiner les œufs sans matières grasses

Techniques	Recettes à base d'œufs
Au four	
Déposer les œufs dans un ramequin. Assaisonner, et enfourner dans un four préchauffé.	• Œufs cocotte à la ciboulette.
Au micro-ondes	
Déposer les œufs dans un ramequin. Assaisonner, et cuire quelques minutes (surveiller la cuisson).	• Œufs cocotte au jambon. (Une tranche de jambon pour trois œufs.)
À l'eau	
Faire bouillir de l'eau avec du vinaigre. Plonger les œufs avec leur coquille (œufs durs) ou sans leur coquille (œufs pochés).	• Œufs pochés. • Œufs durs farcis.
À la vapeur	
Déposer les œufs sur une assiette. Assaisonner. Puis couvrir avec une autre assiette et faire cuire sur une casserole remplie d'eau frémissante.	• Œufs sur le plat (cuits entre deux assiettes).
À la poêle ou à la cocotte antiadhésive	
Bien faire chauffer la poêle. Ajouter alors les œufs, et éventuellement les légumes. Assaisonner.	• Œufs brouillés aux 4 épices. • Brouillade aux crevettes. • Omelette à la tomate.

Les salades composées

Les salades composées ont de multiples qualités. Elles sont :
- saines, rassasiantes et légères ;
- faciles à emporter lorsqu'on veut déjeuner sur son lieu de travail ;

– faciles à cuisiner : pas besoin de cuisson, il faut juste assembler.

Pour que vos salades composées aient bien ces diverses qualités, encore faut-il savoir comment les composer, c'est-à-dire comment associer légumes, protéines et huile dans les quantités définies par la méthode 2-4-7.

Le choix des légumes

Pour réaliser une salade composée, vous avez accès à tous les légumes proposés dans le tableau pages 28-29. Vous pouvez prendre un seul légume, par exemple des tomates, ou panacher en utilisant plusieurs légumes différents.

Lorsque vous disposez de peu de temps, sachez profiter des légumes faciles à préparer. Ils sont de deux types, d'une part les légumes « faciles et tout frais », de l'autre les légumes « faciles et tout prêts ».

• Les légumes « faciles et tout frais » sont les légumes frais de saison qui ne nécessitent de votre part que de les rincer puis de les couper en cubes, rondelles, lamelles ou bâtonnets ; même pas besoin de les éplucher ni de les cuire !
• Les légumes « faciles et tout prêts » sont présentés dans les linéaires de votre magasin préféré sous la forme de conserves, bocaux en verre, ou encore, pour les salades vertes, salades en sachets (idem pour la mâche, la roquette, etc.). Ils vous rendront particulièrement service durant la période hivernale.

Légumes faciles et...

... tout frais	... tout prêts
Tomates	Salade verte (sachet)
Radis	Asperges vertes
Poivrons	Haricots verts
Concombre	Haricots beurre
Germes de soja	Cœurs de palmier
Fenouil	Pousses de soja
Endives	Fonds d'artichaut
Champignons de Paris	Cœurs d'artichaut
Chou rouge, chou vert	
Chou-fleur	

N'hésitez pas à panacher les uns avec les autres, par exemple tomates fraîches avec conserve de haricots verts ou de cœurs de palmier. Lorsque vous avez plus de temps, utilisez aussi les légumes frais qui nécessitent (un peu) plus de temps de préparation : carottes (à éplucher puis râper), salade verte fraîche (à laver puis égoutter), etc.

Les protéines

Lorsque la salade composée n'est composée que de légumes, sans protéines, considérez-la comme une entrée, et prenez des protéines (viande, volaille, poisson ou œuf) avec le plat principal. Par exemple, salade verte avec champignons de Paris émincés, en entrée, puis un plat principal constitué d'un rôti de veau aux carottes et navets.

Pour composer une salade de manière qu'elle constitue le plat principal de votre repas, il est indispensable d'y ajouter un aliment riche en protéines. Par exemple :

- jambon cuit ou cru (sans le gras), viande des Grisons, poulet froid, viande froide, etc. ;
- œuf dur, œuf poché, omelette ;

– tofu ;
– rollmops au vinaigre ;
– poissons fumés : saumon, truite, hareng, haddock, etc.,
– poissons en conserve (thon, sardine, maquereau), pratiques, bon marché et riches en oméga-3 et vitamine D. Pour les étapes 1 et 2 de la méthode, vous choisirez les variétés sans huile ajoutée : par exemple, thon blanc au naturel, et non thon à l'huile ; sardine au citron et basilic, et non sardine à l'huile ; maquereau au naturel ou au vin blanc, et non maquereau à la moutarde (non à cause de la moutarde, mais de l'huile qui lui est ajoutée dans la recette).

Comme pour les légumes, n'hésitez pas à panacher les protéines pour mieux varier : par exemple, œuf dur + thon ; crevettes + saumon fumé ; haddock + poulet froid, etc.

La sauce des salades

Concernant les matières grasses (huile, ou éventuellement crème), deux options s'offrent à vous :
– une sauce composée avec matières grasses ; dans ce cas, pour le plat principal, vous réduirez d'autant votre « crédit » de matières grasses du repas ;
– une sauce sans matières grasses : vous garderez alors pour le plat principal votre « crédit » matières grasses du repas (voir équivalences p. 31).

Selon vos goûts et la recette, vous pourrez incorporer à votre sauce :
– du vinaigre de vin ou de cidre, classique, balsamique ou de Xérès ;
– du citron ;
– de la sauce soja ;
– de la moutarde ;

– des épices, des fines herbes ;
– un produit laitier peu gras tels un carré frais « Gervais » à 0 %, un yaourt nature, du fromage blanc à 3,2 % de matières grasses.

Les pages 228-233 vous proposent divers exemples de sauces. Elles vous donneront des idées, mais n'hésitez pas à inventer, à innover. Concernant l'huile, optez de préférence pour une huile gorgée de saveurs comme les huiles d'olive, de sésame ou de noix : une quantité modeste suffira pour parfumer votre sauce.

Les salades mixtes sans féculents

Pour vos repas prévus sans féculents, ou tout simplement lorsque vous voulez manger frais et léger, quelques idées de salades composées qui associent protéines et légumes :

– **Jambon blanc**, champignons de Paris en lamelles, carottes râpées, salade verte aux noix.
– **Bâtonnets de surimi**, dés de courgette crue, haricots verts, dés de tomates, basilic, vinaigre de Xérès et huile d'olive.
– **Maquereau au vin blanc**, rondelles de concombre et lamelles de pomme fruit sauce fromage blanc et ciboulette.
– **Blancs de poulet** froids marinés au citron et curry, petits radis, bouquets de chou-fleur (cuits *al dente* et froids), tomates cerises, sauce fromage blanc et curry.
– **Viande des Grisons**, feuilles de salade verte, dés de poivrons rouges, rondelles de radis, dés de tomates, dés de concombre, olives, sauce huile d'olive et vinaigre balsamique, jus de citron, ail, cumin.

– **Filet de porc** froid et moutarde, fines lamelles de fenouil cru, quartiers d'orange sans peau, salade verte, copeaux de parmesan, sauce huile d'olive et citron.
– **Jambon blanc**, ratatouille froide, céleri râpé.
– **Thon au naturel**, courgettes crues en dés et carottes râpées, pignons de pin, sauce fromage blanc, citron et curry.
– **Œuf dur et œufs de saumon** sur feuilles de salade verte, dés de concombre et tomates, ciboulette.
– **Grosses crevettes roses**, carottes râpées aux raisins secs et basilic, émincé d'endives aux noix et pommes, huile d'olive et vinaigre de Xérès.

Améliorez votre salade composée

Ces recettes peuvent s'adapter à vos goûts et aux aliments à votre disposition : n'hésitez pas à modifier le choix des ingrédients. Vous pouvez couper les légumes (tomates, poivrons, concombre, fenouil, courgette, etc.) en dés, lamelles ou rondelles, à votre choix. Raisins secs, parmesan, noix et pignons sont optionnels. Ils valorisent votre salade, mais sont riches : modérez les quantités.

Les salades mixtes avec féculents

Vous pouvez également préparer une salade composée non seulement avec légumes et aliments riches en protéines, mais aussi avec un féculent. Mais rappelez-vous que les repas avec féculents doivent être, tout compris, au nombre de 4 maximum par semaine au cours de l'étape 1 ; de même au cours de l'étape 2, sauf si vous avez choisi le « bonus 1 » (voir p. 81).

En voici quelques exemples (le féculent est en caractères italiques, et la « protéine » en caractères gras).

– Salade de *riz*, **miettes de thon au naturel**, rondelles de céleri branche, dés de tomates, ciboulette, olives noires

(2-3 olives maximum pour vous, si votre vinaigrette comprend de l'huile ; autre option, une dizaine d'olives, avec une vinaigrette peu grasse, voir p. 228).

- Salade de *blé*, **œufs durs, dés de saumon fumé**, dés de tomates, dés de concombre, sauce huile d'olive et vinaigre de Xérès.
- Salade de *haricots rouges*, **viande des Grisons**, dés de poivrons rouges, quartiers d'orange (sans peau), sauce huile d'olive et citron.
- *Pain pita* fourré de **filets de bacon**, lanières de salade verte, dés de tomates et concombre, coriandre fraîche ciselée, quelques dés d'avocat (si vous composez votre salade avec de l'avocat, ne dépassez pas un demi-avocat pour votre part personnelle, et préparez une vinaigrette sans huile, voir p. 228 et 231).
- Salade de *fèves* (cuites et décortiquées), **jambon blanc** en lanières, carottes râpées, asperges, basilic, huile d'olive et vinaigre balsamique.
- Salade de *blé*, **blancs de poulet** froids moutarde, laitue, émincé d'endives.
- Salade de *quinoa* avec une tranche de **filet de porc froid** et cornichons, dés de concombre, tomates cerises, sauce citron et huile d'olive, coriandre fraîche et menthe.
- Salade de *pâtes papillon*, **petites crevettes roses**, carottes crues (râpées) et cuites (en dés), laitue iceberg, basilic, 1 cuillerée à soupe d'huile d'olive.
- Salade de *lentilles* aux **dés de truite fumée** et échalotes associée à une salade de haricots verts et laitue, vinaigrette légère.
- Salade de *pommes de terre* aux **grosses crevettes roses**, dés de carottes cuites, cornichons, mesclun, vinaigrette légère avec crème allégée (1-2 cuillerées à soupe), 1 cuillerée à café d'huile d'olive et jus de citron.

Les sauces

Pour maigrir puis rester mince, il vous faudra avoir la main légère sur les matières grasses dans la confection de l'entrée ou du plat principal de vos repas (pas plus d'une cuillerée à soupe d'huile par repas au cours des étapes 1 et 2, voir p. 31). Mais vous souhaitez également manger de façon gourmande et recevoir dignement vos amis. Essayez donc nos sauces : légères, savoureuses et onctueuses, elles deviendront vite les vôtres.

Vinaigrettes légères

➤ La sauce échalote

1 petite échalote
1 cuillerée à soupe de vinaigre balsamique
1 cuillerée à soupe de vinaigre de Xérès
1 cuillerée à soupe d'huile d'olive
2 cuillerées à soupe d'eau
Sel, poivre

Retirez la peau de l'échalote puis coupez-la en petits morceaux. Mélangez les ingrédients.

Vinaigrette peu grasse, quels ingrédients choisir ?

Il est possible de réaliser une vinaigrette sans matières grasses (ou presque) en remplaçant tout ou partie de l'huile de votre vinaigrette classique par :

– un jus ou un bouillon de légumes ;

un laitage : *fromage blanc* (0 ou 3,2 % MG) ou *yaourt nature*, bifidus, brassé ou au lait entier.

Pour ce qui est du *vinaigre*, la meilleure solution sera d'utiliser un vinaigre classique, « à la française » (voir p. 179) ; si vous préférez un vinaigre moins acide, tournez-vous vers les vinaigres parfumés, plus doux : balsamique, framboise, cidre, Xérès avec du jus de citron ; dosez-les à votre choix et selon vos habitudes.
Si vous aimez la *moutarde*, choisissez une variété dépourvue d'huile : lisez bien l'étiquette avant son achat.
Vous pouvez également ajouter d'autres ingrédients à vos sauces :
- du jus de citron ;
- de la sauce soja ;
- des fines herbes : cerfeuil, persil, basilic, ciboulette, menthe, aneth ;
- oignons, échalotes, ail ;
- du concentré de tomate ou un peu de ketchup ;
- des épices (paprika, curry, poivre de Cayenne) ;
- Tabasco, Worcestershire sauce.

Pour obtenir une sauce plus onctueuse, on peut ajouter un jaune d'œuf battu. Dans ce cas, ne pas conserver la sauce plus de 24 heures.

➤ La sauce allégée huile d'olive et citron

1 cuillerée à café de moutarde
1 cuillerée à soupe d'huile d'olive
1 cuillerée à soupe de vinaigre balsamique
2 cuillerées à soupe de jus de citron
1 cuillerée à café de maïzena
80 ml d'eau
Sel, poivre

Mélangez la moutarde avec le vinaigre, l'huile et le jus de citron. Assaisonnez. Mélangez dans une casserole la maïzena avec l'eau froide, puis faites épaissir sur feu doux. Versez ensuite ce mélange dans la vinaigrette et mélangez.

Sauces à base de yaourt ou de fromage blanc

Si vous aimez les laitages, ces recettes vous plairont. Selon les cas, elles sont à servir avec des crudités, de la viande ou du poisson. Pour le choix des ingrédients, aidez-vous aussi de l'encadré qui précède.

➤ **Sauce à la moutarde à l'ancienne**

150 g de fromage blanc ou de yaourt
1 belle cuillerée à soupe de moutarde à l'ancienne
1 cuillerée à soupe de ciboulette
1 pointe de curry
Sel, poivre

Mélangez les ingrédients. Servez avec une viande grillée ou des crudités.

➤ **Sauce grecque**

150 g de yaourt
2 cuillerées à café de moutarde aux épices
1 cuillerée à café de ketchup
Herbes : ciboulette, basilic
Sel, poivre

Mélangez tous les ingrédients. Servez avec une viande grillée.

➤ **Sauce suédoise**

1 yaourt
1 petite cuillerée à café de moutarde
1 cuillerée à café de miel liquide d'acacia
1/2 bouquet d'aneth
Sel, poivre

Prélevez les feuilles d'aneth, mettez-les dans un verre et coupez-les au ciseau. Mélangez avec le yaourt, le miel et la moutarde. Assaisonnez. Servez avec un poisson fumé.

➤ **Sauce au fromage blanc**

100 g de fromage blanc
2 jaunes d'œufs durs
1 cuillerée à soupe d'échalotes coupées surgelées
1 cuillerée à café de moutarde
Paprika, ciboulette
Sel, poivre

Mettez les échalotes dans une petite casserole avec 1 cuillerée à soupe d'eau et faites cuire jusqu'à ce qu'il n'y ait plus d'eau. Puis mélangez-les aux jaunes d'œufs écrasés, ajoutez la moutarde, le jus de citron, les herbes et épices. Assaisonnez.

Servez avec des légumes crus, du poisson.

➤ **Sauce rémoulade légère**

1 œuf
1 cuillerée à café de moutarde
2 cuillerées à soupe de jus de citron
100 g de fromage blanc
Herbes aromatiques
Sel, poivre

Faites cuire l'œuf mollet (pendant 4 minutes dans de l'eau bouillante). Puis prélevez le jaune et mélangez-le avec la moutarde, le jus de citron, le fromage blanc. Mélangez bien. Assaisonnez et dégustez avec des crudités (céleri, carottes, asperges) ou du poisson froid.

Sauces pour crudités

Pour le choix des ingrédients, aidez-vous aussi de l'encadré page 228.

➤ **Sauce au yaourt (2 personnes)**

1/2 yaourt
1 cuillerée à café de moutarde à l'ancienne
1 cuillerée à café de vinaigre balsamique
Sel, poivre

Mélangez tous les ingrédients. Assaisonnez.

Servez cette sauce avec des légumes crus, par exemple des concombres ou des tomates en rondelles.

➤ **Sauce verte (2 personnes)**

50 g de fromage blanc, soit 2 cuillerées à soupe ou 1/2 pot de 100 g
1 cuillerée à soupe de jus de citron
1 cuillerée à café de moutarde
1 cuillerée à soupe de lait demi-écrémé
Herbes aromatiques (aneth, ciboulette, persil, menthe, basilic, coriandre)
Sel, poivre

Ciselez finement les herbes, et mélangez-les aux autres ingrédients. Assaisonnez.

Servez cette sauce avec une salade composée, des bâtonnets de légumes (chou-fleur, radis, céleri, fenouil, etc.) ou encore une viande grillée.

➤ **Sauce piquante (2 personnes)**

1 jaune d'œuf
1 cuillerée à café de moutarde

1 cuillerée à café de curry en poudre
1 cuillerée à café d'eau
Quelques gouttes de Tabasco
3 à 4 cuillerées à soupe de lait demi-écrémé
Sel, poivre

Versez dans une casserole le jaune d'œuf, la moutarde, le curry, l'eau. Faites épaissir au bain-marie en tournant sans arrêt. Quand le jaune a pris, retirez du feu et ajoutez le lait et le Tabasco. Assaisonnez.

Cette sauce est délicieuse en apéritif ou en entrée, avec des légumes à la croque : radis, chou-fleur, tomate, céleri.

Sauces pour poissons chauds (pochés, cuits au micro-ondes, etc.)

➤ **Sauce au citron (2 personnes)**

1 jaune d'œuf
1 cuillerée à soupe de jus de citron
1 cuillerée à soupe d'eau
1/2 yaourt ou 50 g de fromage blanc à 0 ou 20 % de matières grasses
Sel, poivre

Versez dans une casserole le jaune d'œuf, le citron et l'eau. Faites épaissir au bain-marie en tournant sans arrêt. Quand le jaune a doublé de volume, retirez du feu et ajoutez le yaourt (ou le fromage blanc). Assaisonnez.

Servez cette sauce tiède avec un poisson poché.

➤ **Sauce aux fines herbes (4 personnes)**

125 ml de fumet de poisson
1 cuillerée à café de Maïzena

200 g de fromage blanc à 0 ou 20 % de matières grasses (2 pots de 100 g)
Fines herbes hachées (ciboulette, aneth, persil, menthe, etc.)
Sel, poivre

Délayez la Maïzena dans le fumet de poisson. Faites épaissir sur feu doux tout en remuant. Puis ajoutez hors du feu le fromage blanc, les fines herbes, et assaisonnez.

Cette sauce s'accorde bien tiède avec un filet de poisson nature cuit à la vapeur, au micro-ondes ou au court-bouillon.

Sauces pour poissons froids et terrines de poisson ou de légumes

➤ Coulis de tomate (4 personnes)

8 tomates
Herbes fraîches hachées (menthe, basilic, estragon)
Sel, poivre

Mixez les tomates avec les herbes fraîches. Salez et poivrez.

Ce coulis se déguste froid avec une terrine de poisson ou de légumes.

➤ Sauce gribiche (4 personnes)

1 œuf dur
2 cuillerées à café de moutarde
1 cuillerée à soupe de vinaigre
1 cuillerée à soupe de yaourt nature
1 cuillerée à soupe de persil haché
Cornichons hachés (3 à 4 de taille moyenne)
Sel, poivre

Écrasez l'œuf dur à la fourchette. Ajoutez ensuite la moutarde, le vinaigre, le yaourt, le persil et les cornichons. Assaisonnez.

➤ **Sauce cocktail (4 personnes)**
3 tomates
50 g de fromage blanc à 0 ou 20 % de matières grasses (1/2 pot de 100 g)
Quelques gouttes de Tabasco
Sel, poivre

Enlevez la peau des tomates ou utilisez des tomates entières pelées en conserve. Mixez-les avec le fromage blanc, ajoutez le Tabasco, salez et poivrez.

➤ **Sauce au fromage blanc et au raifort (4 personnes)**
100 g de fromage blanc à 0 ou 20 % de matières grasses (1 petit pot)
2 cuillerées à soupe d'aneth (fraîche ou surgelée) hachée
Le jus d'un demi-citron
1 cuillerée à café de raifort râpé
Sel, poivre

Mélangez tous les ingrédients. Assaisonnez.
Cette sauce est délicieuse en accompagnement du saumon fumé.

Sauces pour viandes grillées

➤ **Sauce bordelaise (4 personnes)**
2 échalotes
1/2 verre de vin rouge
1 bouquet garni (branche de persil, thym et laurier ficelés)
1 verre de bouillon de viande dégraissé
1 cuillerée à café de Maïzena

Hachez les échalotes. Faites-les réduire sur feu doux dans le vin rouge. Ajoutez le bouquet garni, le bouillon de viande, et laissez cuire 10 minutes avec un couvercle. Passez ensuite la sauce dans une fine passoire, et mélangez avec la Maïzena préalablement délayée dans 1 cuillerée à soupe d'eau froide. Vous pouvez ensuite, au moment de servir, ajouter 10 g de beurre.

Sauces pour volailles froides

➤ **Sauce « mayonnaise » (2 personnes)**

1 jaune d'œuf
1 cuillerée à café de moutarde à l'ancienne
1 cuillerée à soupe d'eau
3 à 4 cuillerées à soupe de lait demi-écrémé
Sel, poivre

Versez dans une casserole le jaune d'œuf, la moutarde et l'œuf. Faites épaissir au bain-marie en tournant sans arrêt. Quand le jaune a pris, retirez du feu et ajoutez le lait.

Assaisonnez.

➤ **Vinaigrette de tomate (4 personnes)**

450 g de pulpe de tomate
10 cl de vinaigre (de vin, balsamique ou de Xérès)
50 g de moutarde (3 belles cuillerées à soupe)
2 cuillerées à soupe d'herbes fraîches (basilic, persil, ciboulette, etc.) hachées
Sel, poivre

Mélangez tous les ingrédients dans un saladier. Assaisonnez.

Sauces pour féculents et légumes chauds

➤ **Sauce tomate (2 personnes)**

6 tomates
2 oignons
3 gousses d'ail
Bouquet garni (branche de persil, thym, laurier, ficelés)
Marjolaine ou origan
Piment ou Tabasco (facultatif)

Coupez les tomates en petits morceaux. Émincez l'oignon, hacher les gousses d'ail. Dans une casserole à revêtement anti-adhésif bien chaude, mettez les oignons émincés avec un peu d'eau et laissez-les fondre 1 à 2 minutes. Ajoutez ensuite les tomates, l'ail et le bouquet garni. Laissez cuire à couvert en remuant de temps en temps pendant environ 30 minutes. Vous pouvez y ajouter quelques gouttes de Tabasco ou de piment. À déguster telle quelle, avec des morceaux, ou à mixer pour une consistance plus fluide. À consommer chaude, avec des pâtes fraîches, ou froide avec une volaille ou un poisson.

➤ **Sauce béchamel (4 personnes)**

50 cl de lait demi-écrémé
40 g de Maïzena
Muscade
Sel, poivre

Délayez la Maïzena dans le lait froid petit à petit dans une casserole. Puis mettez sur feu doux et faites épaissir tout en remuant. Assaisonnez avec le sel, le poivre et la muscade.

Nappez légumes ou pâtes avec cette sauce, parsemez de fromage râpé puis mettez au four chaud pendant environ 15 minutes pour faire gratiner.

Bons et légers : vos desserts et collations

Laitages et fruits constituent la base de vos collations, et de vos éventuels desserts. Pour varier les plaisirs, pourquoi ne pas réaliser une association originale, légère et savoureuse ? Le yaourt et le fromage blanc s'associent très bien avec des fruits coupés en morceaux (pommes, bananes, poires, abricots, etc.) ou avec des fruits rouges (fraises, framboises, groseilles, mûres, myrtilles, etc.). Le fructose, sucre naturel des fruits, vient alors adoucir la saveur un peu aigre du laitage.

Vous pouvez aussi opter pour des formules très simples en utilisant la vanille. Ainsi, vous composerez des collations ou des desserts sains, gourmands et colorés. Idéal pour maigrir puis rester mince !

Plaisirs vanillés

Fromage blanc vanillé : mélangez un petit pot de fromage blanc avec un quart de cuillerée à café de gousse de vanille en poudre. Utilisez tel quel, ou ajoutez 1 cuillerée à café de sucre de canne.
Lait vanillé : faites chauffer du lait avec une gousse de vanille fendue en deux. Utilisez tel quel, ou ajoutez ensuite 1 cuillerée à café de sucre de canne.

Fruits et laitages : recettes gourmandes

(Pour le miel, le sucre de canne ou la confiture, la mesure est 1 cuillerée à café par recette)

- Des fraises macérées avec des feuilles de menthe, un yaourt nature et une pointe de gelée de cassis.
- Une pomme au four et quelques framboises avec un fromage blanc à la cannelle.
- Une poire pochée aux épices et un fromage blanc vanillé.
- Une salade d'agrumes à la menthe et un fromage blanc parfumé à la confiture d'abricot.
- Une salade de fruits aux framboises et kiwi avec un verre de lait vanillé.
- Trois abricots et un verre de lait fermenté au miel d'acacia.
- Une pomme en quartiers et un yaourt allégé aux fruits des bois.
- Une banane pochée à l'orange et un fromage blanc avec du miel de châtaignier.
- Une papillote de fruits d'hiver à la cannelle, un yaourt nature et du miel de sapin.
- Une poire au four et un verre de lait chaud à la cannelle.
- Un pamplemousse en quartiers, un fromage blanc et de la fleur d'oranger.
- Une poire au jus de citron et un lait parfumé au thé.
- Méli-mélo de raisins (blancs et noirs) et un yaourt nature avec de la confiture d'orange.
- Une pêche pochée à la cannelle, du fromage blanc et du miel d'acacia.
- Une salade de fruits d'été (fraises, framboises, groseilles, myrtilles) et un lait frais aux feuilles de menthe.

Postface

Au terme de cet ouvrage, chère Lectrice, cher Lecteur, il me reste à vous souhaiter à tous et à chacun une belle réussite. J'espère que vous parviendrez à atteindre *votre juste poids*.

La méthode 2-4-7 vous donne un cadre pour maigrir d'une manière à la fois visible, saine et durable. Mais n'oubliez pas : comme le sont chacun de mes patients, *vous êtes unique*. Sachez adapter avec souplesse mes recommandations, pour qu'elles coïncident au mieux avec vos besoins, vos goûts et votre mode de vie. Ce livre vous offre les clés d'une personnalisation réussie ; profitez-en !

Bibliographie

Les références biliographiques sont classées en fonction des trois parties du livre et par ordre alphabétique.

Première partie

Backman J. L. *et al.*, « Eating frequency is higher in weight loss maintainers and normal weight individuals as compared to overweight individuals », *J. Am. Diet. Assoc.*, 2011, 111, p. 1730-1734.

Bellisle F. *et al.*, « Meal frequency and energy balance », *Br. J. Nutr.*, 1997, 77, p. 557-570.

Bhutani S. et Varady K. A., « Nibbling versus feasting : Which meal pattern is better for heart disease prevention ? », *Nutr. Rev.*, 2009, 67, p. 591-598.

Holmbäck I. *et al.*, « A high eating frequency is associated with an overall healthy lifestyle in middle-aged men and women and reduced likelyhood of general and central obesity in men », *Br. J. Nutr.*, 2010, 104, p. 1065-1073.

Kirk T. R., « Role of dietary carbohydrate and frequent eating in body-weight control », *Proc. Nutr. Soc.*, 2000, 59, p. 349-358.

Klem M. I. *et al.*, « A descriptive study of individuals successfull at long-term maintenance of substantial weight loss », *Am. J. Clin. Nutr.*, 1997, 66, p. 239-246.

Kolezko B. et Toschke A. M., « Meal patterns and frequencies : Do they affect body weight in children and adolescents ? », *Crit. Rev. Food Sci. Nutr.*, 2010, 50, p. 100-105.

Louis-Sylvestre J. *et al.*, « Highlightning the post-time impact of increasing fooding frequency on metabolism and weight management », *Famm. Nutr.*, 2003, 56, p. 126-128.

Smith K. J. *et al.*, « Daily eating frequency and cardiometabolic risk factors in young Australian adults : cross-sectional analyses », *Br. J. Nutr.*, 2012, 108, p. 1086-1094.

Stubbs R. J. *et al.*, « Covert manipulation of dietary fat and energy density : Effect on substrate flux and food intake in men eating ad libitum », *Am. J. Clin. Nutr.*, 1995, 62, p. 316-329.

Toschke A. M. *et al.*, « Meal frequency and childhood obesity », *Obes. Res.*, 2005, 13, p. 1932-1938.

Toschke A. M. *et al.*, « Meal frequency, breakfast consumption and childhood obesity », *Int. J. Pediatr. Obes.*, 2009, 4, p. 242-248.

Deuxième partie

Anderson J. *et al.*, « Long-term weight-loss maintenance : A meta-analysis of US studies », *Am. J. Clin. Nutr.*, 2001, 74, p. 579-584.

Apfelbaum M., Fricker J., Igoin-Apfelbaum L., « Low and very-low-calorie diet », *Am. J. Clin. Nutr.*, 1987, 45, p. 1126-1145.

Astrup A., Rössner S., « Lessons from obesity management programs : Greater initial weight loss improves long-term maintenance », *Obes. Rev.*, 2000, 1, p. 17-19.

Backman J. L. *et al.*, « Eating frequency is higher in weight loss maintainers and normal weight individuals as compared to overweight individuals », *J. Am. Diet. Assoc.*, 2011, 111, p. 1730-1734.

Clifton P. M. *et al.*, « Long-term effects of a high-protein weight-loss diet », *Am. J. Clin. Nutr.*, 2008, 87 (1), p. 23-29.

Elfhag K. *et al.*, « Who succeeds in maintaining weight loss ? A conceptual review of factors associated with weight loss maintenance and weight regain », *Obes. Rev.*, 2005, 6 (1), p. 67- 85.

Field A. E. *et al.*, « Relationship of a large weight loss to long-term weight change among young and middle-aged US women », *Int. J. Obes. Relat. Metab. Disord.*, 2001, 25 (8), p. 1113-1121.

Fricker J., *Abrégé d'obésité*, Paris, Masson, 1995.

Fricker J., Apfelbaum M., « Le métabolisme de l'obésité », *La Recherche*, 1989, 20, p. 201-208.

Greenberg I. *et al.*, « Adherence and success in long-term weight loss diets : The dietary intervention randomized controlled trial (DIRECT) », *J. Am. Coll. Nutr.*, 2009, 28 (2), p. 159-168.

Harris J. K. *et al.*, « Dietary and physical activity correlates of long-term weight loss », *Obes. Res.*, 1994, 2 (4), p. 307-313.

Kant A. K., « Consumption of energy-dense, nutrient-poor foods by adult Americans : Nutritional and health implications », *Am. J. Clin. Nutr.*, 2000, 72, p. 929-936.

Klem M. I. *et al.*, « A descriptive study of individuals successfull at long-term maintenance of substantial weight loss », *Am. J. Clin. Nutr.*, 1997, 66, p. 239-246.

Larsen T. M. *et al.*, « Diet with high or low protein content and glycemic index for weight-loss maintenance », *N. Engl. J. Med.*, 2010, 25, p. 2002-2013.

Lejeune M. P. *et al.*, « Additional protein intake limits weight regain after weight loss in humans », *Br. J. Nutr.*, 2005, 93 (2), p. 281-289.

Leser M. S. *et al.*, « A low-fat intake and greater activity level are associated with lower weight regain 3 years after completing a very-low-calorie diet », *J. Am. Diet. Assoc.*, 2002, 102 (9), p. 1252-1256.

McAuley K. A. *et al.*, « Long-term effects of popular dietary approaches on weight loss and features of insulin resistance », *Int. J. Obes.* (Lond.), 2006, 30 (2), p. 342-349.

Rolls B. J. *et al.*, « Provision of foods differing in energy density affects long-term weight loss », *Obes. Res.*, 2005, 13 (6), p. 1052-1060.

Sacks F. M. *et al.*, « Comparison of weight-loss diets with different compositions of fat, protein and carbohydrates », *NEJM*, 2009, 360, p. 859-873.

Shick S. M. *et al.*, « Persons successful at long-term weight loss and maintenance continue to consume a low-energy, low-fat diet », *J. Am. Diet. Assoc.*, 1998, 98 (4), p. 408-413.

Toubro S., Astrup A., « Randomised comparison of diets for maintaining obese subjects' weight after major weight loss : Ad lib, low fat, high carbohydrate diet v fixed energy intake », *BMJ*, 1997, 314, p. 29-34.

Wadden T. A., *Eating Disorders and Obesity*, New York, Guilford, 1995.

Westenhoefer J., Stunkard A. J. et Pudel V., « Validation of the flexible and rigid control dimensions of dietary restraint », *Int. J. Eat Disord.*, 1999, 26 (1), p. 53-64.

Wing R. R. *et al.*, « Long-term weight loss maintenance », *Am. J. Clin. Nutr.*, 2005, 82 (1), p. 222S-225S.

Troisième partie

Bao Y. *et al.*, « Associations of nut consumption with total and cause-specific mortality », *NEJM*, 2013, 369, p. 2001-2011.

Barona J. *et al.*, « Dietary cholesterol affects plasma lipid levels, the intravascular processing of lipoproteins and reverse cholesterol transport without increasing the risk for heart disease », *Nutrients*, 2012, 4, p. 1015-1025.

Birch L. L. *et al.*, « The variability of young children's energy intake », *N. Engl. J. Med.*, 1991, 324, p. 232-235.

Black R. M. *et al.*, « Consuming aspartame with and without taste : differential effects on appetite and food intake of young adult males », *Physiol. Behav.*, 1993, 53, p. 459-466.

Blundell J. E. *et al.*, « Paradoxical effects of an intense sweetener (aspartame) on appetite », *The Lancet*, 1986, 1, p. 1092-1093.

Brown R. J. *et al.*, « Artificial sweeteners : A systematic review of metabolic effects in youth », *Int. J. Pediatr. Obes.*, 2010.

Chan J. *et al.*, « Water, other fluids, and fatal CHD : The Adventist Health Study », *Am. J. Epidemiol.*, 2002, 15, p. 827-833.

Colditz G. A. *et al.*, « Patterns of weight change and their relation to diet in a cohort of healthy women », *Am. J. Clin. Nutr.*, 1990, 51, p. 1100-1105.

Dennis E. A. *et al.*, « Water consumption increases weight loss during a hypocalorique diet in middle-aged and older adults », *Obesity*, 2010, 18, p. 300-307.

Farah N. M. *et al.*, « Effect of exercice before or after meal ingestion on fat balance and postprandial metabolism on overweight men », *Br. J. Nutr.*, 2013, 109, p. 2297- 2307.

Fowler S. P. *et al.*, « Fueling the obesity epidemic ? Artificially sweetened beverage use and long-term weight gain », *Obesity*, 2008, 16, p. 1894-1900.

Hu F. B. *et al.*, « A prospective study of egg consumption and risk of cardiovascular disease in men and women », *JAMA*, 1999, 281, p. 1387-1394.

Kanter M. M. *et al.*, « Exploring the factors that affect blood cholesterol and heart disease risk : Is dietary cholesterol as bad for you as history leads us to believe ? », *Adv. Nutr.*, 2012, 3, p. 711-717.

Kun E. *et al.*, « The influence of oral saccharin on blood sugar », *Proc. Soc. Exp. Biol.*, 1947, 66, p. 175-179.

Liem D. G. *et al.*, « Sweet and sour preferences in young children and adults : Role of repeated exposure », *Physiol. Behav.*, 2004, 83, p. 421-429.

Mace O. J. *et al.*, « Sweet taste receptors in rat small intestine stimulate glucose absorption through apical GLUT2 », *J. Physiol.*, 2007, 582, p. 379- 392.

Martin A. *et al.*, « Is advice for breakfast consumption justified ? Results from a short-term dietary and metabolic experiment in young men », *Br. J. Nutr.*, 2000, 84, p. 337-344.

Mattès R. D. *et al.*, « Nonnutritive sweetener consumption in humans : effects on appetite and food intake and their putative mechanism », *Am. J. Clin. Nutr.*, 2009, 89, p. 1-14.

Nathan P., « Steatose et fructose : le danger des boissons sucrées ? », *Nutrition et endocrinologie*, 2011, 9, p. 16-17.

Oing Y., « Gain weight by "going diet" ? Artificial sweeteners ans the neurobiology of sugar cravings », *Yale J. Biol. Med.*, 2010, 83, p. 101-108.

Ostman E. *et al.*, « Vinegar supplementation lowers glucose and insulin responses and increases satiety after a bread meal in healthy subjects », *Eur. J. Clin. Nutr.*, 2005, 59, p. 983-988.

Rong Y. *et al.*, « Egg consumption and risk of CHD and stroke : Dose-response meta-analysis of prospective cohort studies », *BMJ*, 2013, 346.

Shin J. Y. *et al.*, « Egg consumption in relation to risk of cardiovascular disease and diabetes : A systematic review and meta-analysis », *Am. J. Clin. Nutr.*, 2013, 98, p. 146-159.

Stellmann S. D. *et al.*, « Artificial sweetener use and one-year weight change among women », *Prev. Med.*, 1986, 15, p. 195-202.

Swithers S. E. *et al.*, « A role for sweet taste : Caloric predictive relations in energy regulations by rats », *Behav. Neurosci.*, 2008; 122, p. 161- 173.

Tordoff M. G. *et al.*, « Oral stimulation with aspartame increases hunger », *Physiol. Behav.*, 1990, 47, p. 555-559.

Wakisala S. *et al.*, « The effect of carbonated water upon gastric and cardia activities and fullness in healthy young women », *J. Nutr. Sci. Vitaminol.*, 2012, 58, p. 331-338.

Woodward-Lopez G. *et al.*, « To what extent have sweetened beverages contributed to the obesity epidemic ? », *Public Health Nutr.*, 2011, 14, p. 499-509.

Yamazaki M. *et al.*, « Effects of D-glucose anomers on sweetness taste and insulin release in man », *Brain. Res. Bull.*, 1986, 17, p. 271- 274.

Table

DEUXIÈME PARTIE

ÉTAPE 2
PUIS STABILISATION

CHAPITRE 6

TROISIÈME PARTIE

BOIRE ET MANGER, CUISINER, SORTIR : LIGNE ET SANTÉ AU QUOTIDIEN

CHAPITRE 7

CHAPITRE 8

Achevé d'imprimer en octobre 2020
sur les presses de La Nouvelle Imprimerie Laballery (58)

Cet ouvrage a été composé
par Nord Compo
à Villeneuve-d'Ascq (Nord)

N° d'impression : 010392
N° d'édition : 7381-3404-2
Dépôt légal : mars 2016

Imprimé en France